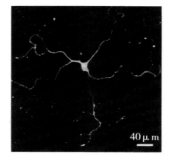

卷首插图 1　形成多根轴索的神经细胞（图 3.3）
在培养大鼠海马神经细胞中使极性干预分子 CRMP-2 过表达，10 天后进行免疫荧光染色。红色染色表示轴索标志物 Tau-1，绿色染色表示过表达的 CRMP-2。

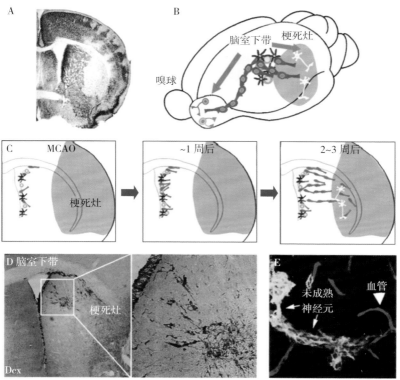

卷首插图 2　脑梗死后的神经元新生（图 4.2）

A：小鼠大脑中动脉闭塞（MCAO）模型中脑切片的 NeuN（成熟神经元的标志物）染色图像。在纹状体和大脑皮质的一部分可观察到神经元脱落部位。

B：MCAO 后的新生神经元移动方向的变化。由于 MCAO 梗死灶形成后，未成熟神经元的一部分向梗死灶迁移。

C：MCAO 后神经元新生过程的模式图。MCAO 后形成梗死灶（左）。约 1 周后，脑室下带细胞增殖亢进，未成熟神经元产生增加（中央）。2~3 周后脑室下带产生的未成熟神经元向梗死灶移动，采用纹状体向成熟神经元分化（右）。

D：MCAO 后 18 天的小鼠脑冠状断面切片，可观察到由脑室下带向梗死灶移动的呈 Dcx 阳性的成熟神经元。

E：脑梗死后的未成熟神经元（Dcx 阳性）沿血管（PECAM1 阳性）移动。

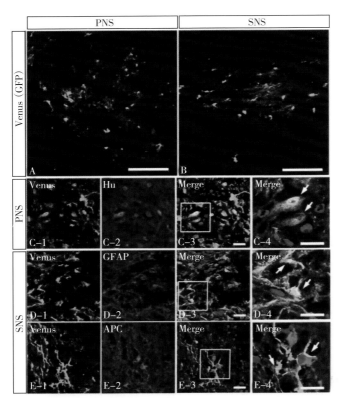

卷首插图 3　损伤脊髓内的 ES 向 PNS、SNS 的分化（图 7.5）

被移植的 PNS 和 SNS 都在损伤脊髓内成活（A，B），在体内呈现向 3 种神经细胞分化的倾向，PNS 以分化为神经元为主（C），SNS 以分化为星形细胞和少突胶质细胞为主（D）。Venus（GFP）为损伤脊髓内存活的移植细胞标志物，Hu 是神经元标志物，GFAP 是星形细胞标志物，APC 是少突胶质细胞的标志物。F 表示在 Venus 阳性细胞中，Hu、GFAP、APC 表示分别所占比例的图表。

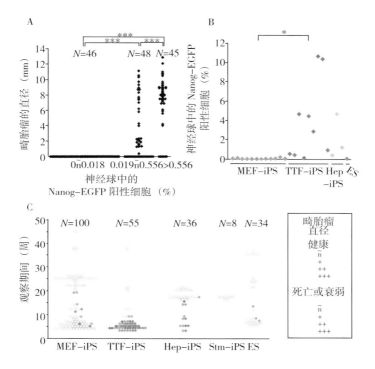

卷首插图 4　iPS 细胞对于分化诱导的应答性和移植后的安全性因体细胞源的种类不同而异
（图 7.6）

A：iPS 细胞来源的神经球中 Nanog-EGFP 阳性未分化细胞的混入率和移植后肿瘤大小的关系。如果移植后包含 0.019% 以上的 Nanog-EGFP 阳性细胞，有可能在移植后形成畸胎瘤。

***：*P* 值 <0.0001

B：iPS 细胞来源的神经球中，Nanog-EGFP 阳性未分化细胞的混入率和 iPS 细胞建立时的体细胞源的关系。小鼠 iPS 细胞对于分化诱导的应答性因体细胞源的不同而有所差异。

*：*P* 值 <0.05

C：神经球移植后小鼠脑中畸胎瘤的发生状况。将 MEF-iPS（胎仔成纤维细胞来源）、TTF-iPS（成体成纤维细胞来源）、Hep-iPS（成体肝细胞来源）、Stm-iPS（成体胃上皮细胞来源）以及 ES 细胞来源的神经球移植到 NOD/SCID 小鼠脑中，并观察其安全性。图中表示移植小鼠的解剖时期和畸胎瘤的直径。◇符号表示正常状态解剖的健康小鼠，◆符号表示死亡或衰弱时解剖的小鼠。

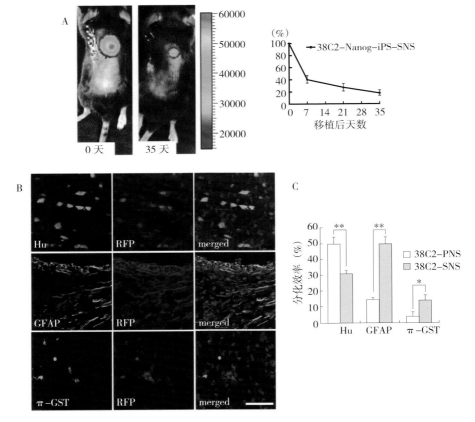

卷首插图 5 移植到小鼠脊髓损伤模型中的"安全的"iPS 细胞株(38C2)来源的神经球动态变化(图 7.7)

A：采用荧光素酶标记的移植细胞的影像，移植后 5 周约 20% 的细胞成活。

B：iPS 来源的神经球在损伤脊髓内分化成神经三系统细胞。RFP：移植细胞，Hu：神经元标志物，GFAP：星形细胞标志物，π–GST：少突胶质细胞标志物。

C：38C2 克隆来源的神经球在体内的分化效率。PNS：第 1 代神经球，SNS：第 2 代神经球（经一次传代的神经球）。

再生医学丛书

（七）

神经系统

日本再生医療学会　监修

（日）冈野荣之　（日）出泽真理　编著

陶　凯　全亮亮　常　鹏　王洪一　主译

辽宁科学技术出版社

·沈阳·

图书在版编目（CIP）数据

神经系统／（日）冈野荣之，（日）出泽真理编著；陶凯等主译.—沈阳：辽宁科学技术出版社，2019.8

再生医学丛书（七）

ISBN 978-7-5591-0985-9

Ⅰ.①神… Ⅱ.①冈… ②出… ③陶… Ⅲ.①人体—神经系统—研究 Ⅳ.①R322.8

中国版本图书馆CIP数据核字（2018）第243447号

出版发行：辽宁科学技术出版社
　　　　　（地址：沈阳市和平区十一纬路25号　邮编：110003）
印　刷　者：辽宁星海彩色印刷有限公司
经　销　者：各地新华书店
幅面尺寸：170 mm × 240 mm
印　　　张：10.5
插　　　页：2
字　　　数：200千字
出版时间：2019年8月第1版
印刷时间：2019年8月第1次印刷
责任编辑：寿亚荷
封面设计：刘冰宇
版式设计：袁　舒
责任校对：尹　昭　王春茹

书　　号：ISBN 978-7-5591-0985-9
定　　价：50.00元

联系电话：024-23284370
邮购热线：024-23284502
E-mail：syh324115@126.com

译者名单

主　审　刘晓燕

主　译　陶　凯　全亮亮　常　鹏　王洪一

副主译　王　禾　王立新　王　飚　时　杰　梁久龙　田雅光
　　　　　张　叶　宋英莉　刘双阳　刘　花　董　冰　唐　琪

译　者　张　倩　何景涛　付志强　边志超　孔　旭　张　权
　　　　　李晓殿　张庭辉　金　元　赵　海　王俊歌　林　枫
　　　　　苗雨晴　邹日峰　宋晓旭　徐志山　马瑞珩　钟黎明
　　　　　王　亮　赵　迪　滕海燕　马书丹　叶　萌　车雨阳
　　　　　林时秀

前　言

　　由日本再生医学学会监修的"再生医学丛书"出版面世的 2012 年，对于日本再生医学以及干细胞研究来说是具有特别意义的一年。

　　首先，2012 年 6 月中旬国际干细胞学会（ISSCR）的第 10 次年会，是在亚洲召开的首次年会，在京都大学山中伸弥教授的带领下于横滨召开。大会征集到前所未有的大量的演讲论文，特别是关于干细胞高水平的研究所做出的高水平的演讲，给人留下了深刻的印象。其次，日本的再生医学学会与 ISSCR 同时召开年会，ISSCR 的理事和主要成员也在日本再生医学学会上做了演讲，给日本再生医学学会年会带来了前所未有的国际色彩，也促进了校际间丰富内容的学术交流。在 2012 年 6 月 13 日的横滨大会上，冈野光夫理事长发布了《横滨宣言》（日本再生医学学会声明），为再生医学研究的历史画上了浓墨重彩的一笔。

　　10 月 8 日，山中伸弥教授获得了诺贝尔生理学 – 医学奖的消息轰动了全世界。同样，笔者作为学会的成员之一而感到无比高兴。本书的编著负责人之一冈野荣之自 2006 年发表的 iPS 细胞方面的论文以来，以本书第 7 章的题目"脊髓损伤的再生治疗"为目标和山中伸弥教授合作研究，其合作研究的成果将在本书第 7 章介绍。

　　巧合的是，由 iPS 细胞首篇论文发表的 2006 年追溯到 100 年前，伟大的神经解剖学家卡扎尔博士同样获得了诺贝尔生理学 – 医学奖，可以说神经再生是医学领域面临挑战的最大课题之一。

　　虽然不能单纯地将 iPS 细胞的诞生和神经再生画上等号，但是以 iPS 细胞作为开端的干细胞生物学的发展毫无疑问给神经再生研究带来了勃勃生机。而且，不仅是干细胞生物学和神经发育的基本原理在不断探索，以新药开发为主的药学以及生命科学整体也在飞速发展，神经再生从"不可能的世界"成为"可实现的世界"。亲爱的读者们，如果你们能从第七分册开始感受到这个时代的脉搏，笔者将不胜荣幸。

冈野荣之　出泽真理

2013 年 1 月

原著作者名单

编著者

冈野荣之　庆应义塾大学医学部
出泽真理　东北大学研究生院医学部研究科

作　者

（按编写顺序）

冈野荣之　庆应义塾大学医学部
赤松和土　庆应义塾大学医学部
宫田卓树　名古屋大学研究生院医学部研究科
中牟田信一　名古屋大学研究生院医学部研究科
难波隆志　名古屋大学研究生院医学部研究科
船桥靖广　名古屋大学研究生院医学部研究科
贝渊弘三　名古屋大学研究生院医学部研究科
泽本和延　名古屋大学研究生院医学部研究科
近藤孝之　京都大学研究生院医学研究科
井上治久　京都大学研究生院医学研究科
高桥良辅　京都大学研究生院医学研究科
高桥　淳　京都大学研究生院医学研究科
辻　收彦　琦玉社会保险医院骨科
户山芳昭　庆应义塾大学医学部
中村雅也　庆应义塾大学医学部

阿部康二　冈山大学研究生院口腔学综合研究科
河相裕美　原冈山大学研究生院口腔学综合研究科
中村达雄　京都大学再生医学科学研究所
萩原明于　同志社大学生命科学部
稻田有史　稻田医院骨科
金丸真一　田附兴风会医学研究所北野医院耳鼻喉科·头颈外科
内田伸子　StemCells Inc.
北田容章　东北大学研究生院医学系研究科
出泽真理　东北大学研究生院医学系研究科

目　录

Ｉ　　基础篇

Ⅱ　临床篇

0. 神经系统再生总论

0.1 中枢神经系统的再生战略

中枢神经系统（脑和脊髓）被认为是难以再生脏器中的代表。但是，这个理念在 20 世纪末发生了变化。20 世纪 80 年代，在动物实验中，对脊髓损伤的大鼠模型通过末梢神经移植而延长轴索，或者向脑移植胚胎的黑质组织，观察到线状体突触的形成。这样的新发现不断问世，显示中枢神经损伤不可逆的观点并非绝对。1987 年瑞典隆德大学的 Lindvall、Bjorklund 等对帕金森患者进行了移植含有丰富多巴胺神经元的胚胎中脑来源的神经组织的临床实验研究 [1]。到了 20 世纪末，包括笔者等庆应义塾大学生理学教室在内的几个研究团队，发现了包括人类在内的哺乳类成体的中枢神经系统存在干细胞，提示成体脑内神经元能够再生 [2, 3]。有报告显示，神经营养因子能够促进损伤轴索的再生。通过来源于对髓磷脂的轴索生长抑制因子及其作用机制的探索，利用 BMI（brain machine interface）的高级康复训练，能够恢复脑梗死患者的再生功能。由此可见，中枢神经系统再生的可行性不断提高。

以前笔者等对于中枢神经系统的再生，倡导 3 方面的内容：①神经轴索的再生。②因疾病而失去的细胞的补充。③功能恢复 [4]。从这 3 个方面来讲，所谓再生可认为是发育现象的再现。迄今为止认为不可能再生的中枢神经系统再生已成为可能，这是医学发展的必然，基于诱导发育现象再现的战略无疑是必要的。

鉴于再生医学研究的发展，这本再生医学丛书的第七分册介绍了神经系统医疗目前的基础研究和现状，进一步归纳总结对未来的展望。在此简单介绍关于本书的内容。

0. 神经系统再生总论（本章）：关于神经再生的基础知识概述。

Ⅰ. 基础篇：第 1～5 章，对于神经再生基础进行了解读。1. 神经系统的干细胞生物学。2. 神经发生过程中的细胞迁移。3. 神经轴索的调节机制。4. 成体神经元的新生。5.应用 iPS 细胞的神经、精神疾病研究。通读基础篇的内容，读者就能够掌握神经系统的发育和再生、干细胞生物学和干细胞调节机制的相关知识。

　　Ⅱ.临床篇：第 6～11 章，按特定临床应用的神经系统再生医学研究的最前沿知识进行了概述。6.应用多能干细胞治疗帕金森病。7.脊髓损伤的再生治疗。8.脑缺血后的再生治疗。9.末梢神经的再生治疗。10.应用神经干细胞的临床研究。11.应用间充质干细胞、Muse 细胞的再生医学。通读了临床篇以后，读者会对神经系统再生医学临床应用的现状获得全新的知识。

　　这篇总论，是关于基础篇的全部知识亮点和临床篇相关话题的总结，有助于读者对神经再生的整体了解。

0.2　神经再生的基础知识

0.2.1　神经系统的干细胞生物学

　　神经干细胞是存在于中枢神经系统的组织干细胞，像其他脏器的干细胞一样具有多向分化能力和自我复制能力。从一个神经干细胞开始，产生构成脑神经系统的神经元，胶原细胞组成星形胶质细胞、多聚胶质细胞等多样的细胞集落。这就是神经细胞的多向分化能力。神经干细胞在具有多向分化能力的同时，也保持着未分化状态进行分裂。因为是非对称分裂，所以能够生产出像神经元一样的特定细胞谱系的前体细胞，能够形成神经干细胞本身。这种性质称为自我复制能力。在神经发育的初期过程中，神经诱导就是将外胚层上皮细胞诱导分化为神经干细胞样细胞。

　　在神经发育过程中，最先引发的事件就是诱导神经干细胞，神经干细胞的动员和移植就是重复神经发育过程，是神经再生的关键（详细内容请参考第 1 章）。

　　在这种神经发育的初期，神经干细胞样细胞呈对称性分裂，能够增加细胞数（population）。之后，在小鼠胚胎中期，神经干细胞开始呈非对称细胞分裂，一个神经干细胞分化为一个神经干细胞和一个只能产生神经元的前体细胞（神经元生成期）。在神经元生成期，初期（比如在大脑皮层的Ⅵ层、Ⅴ层的深层神经元）和后期（大脑皮层的Ⅵ、Ⅴ层的表层神经元）所形成的神经元性质不同[5-8]。神经元生成期之后，像 COUP-TF 这样的转录因子会有各种各样表观遗传学上的变化，神经干细胞能够根据环境诱导胶原分化，分化成为星形细胞和少突胶质细胞样的胶质细胞（胶原生成期）。

在神经发育过程中，能够看到神经干细胞分化功能的变化，多能干细胞（小鼠 ES 细胞或者 iPS 细胞）在试管内能够重现这些分化体系[9,10]。在临床上，神经元和胶原的相互作用对于功能恢复非常重要。考虑到多能干细胞诱导的神经干细胞所具有的神经元分化能力和胶原分化能力，有关移植细胞调节机制也非常重要[11,12]。

0.2.2　神经发育过程中的细胞迁移

神经干细胞贯穿于个体的一生并存在于脑室周围。神经干细胞在生成各种各样神经元、星形细胞、少突胶质细胞的过程中迁移到所需要的地方，构成有秩序的中枢神经系统的细胞社会，是中枢神经系统高级功能的基础。不仅在神经发育时期，而且在成体神经系统中，神经干细胞产生神经元胶质细胞或其前体细胞，在微环境中，对化学反应性突触和化学诱导性突触以及细胞外基质等做出反应，参与细胞内肌动蛋白的聚合和分离，移动性受到调节，迁移到目的地。因此，阐明神经系统中各种细胞的特异性或者细胞迁移的机制并适当地调节，对诱导神经系统再生具有重要意义（具体内容请参考第 2 章）。

特别是把握病态时特异性细胞的作用机制很重要。脊髓损伤的时候，星形细胞发生诱导分化[13]，少突胶质细胞发生分化转换[14]，存在于损伤周边的反应性星形细胞的特殊胶质细胞被诱导。损伤后 1~2 周，这种反应性星形细胞向损伤的中央区游走，形成围绕损伤中心部分的屏障，以抑制巨噬细胞进入脊髓[15]。因此，促进反应性胶质细胞的移动，防止脊髓损伤引起的炎症性细胞浸润，可以减轻脊髓损伤伴随的二次组织损伤的程度，提高自发性功能再生的能力。GSK3β 抑制药能够提高反应性胶质细胞的移动能力，促进脊髓损伤后的功能恢复。

脑梗死发生后，其中一种修复机制是诱导内在性的神经干细胞分裂和神经元新生，新生神经元向梗死灶周围移动，其中一部分形成神经元和突触[16,17]。正常的时候，成体脑的侧脑室周围产生的新生神经元，由脑脊液流动形成的化学反应因子链，沿着其裂隙在脑室周围相互形成锁状并向前移动，形成 RMS（rostral migratory stream）的结构，到达嗅球[18]。在脑梗死之后向梗死周围移动的新生神经元移动的机制与之不同。移动机制是从脑室周围到梗死周围所分布的血管[19,20]成为新生神经元移动的支架，在梗死周围产生的趋化因子是诱导物质。在这个机制作用下，促进和调节新生神经元的迁移，促进脑梗死之后的功能修复。

0.2.3　神经轴索的调节机制

与末梢神经系统（详细内容请参考第 2 章）不同，在中枢神经系统中，通常认为神经轴索不能再生 [21]。这种不能再生的机制是由于末梢神经的神经元和中枢神经系统的神经元的内在性质不同以及中枢神经系统和末梢神经系统的环境不同所致。众所周知，在损伤的中枢神经系统中存在大量的抑制因子 [22]。这些轴索再生抑制因子，可以大致分为以下 3 种：中枢髓磷脂来源因子、胶质瘢痕来源因子、纤维性瘢痕来源因子（关于轴索延长调节分子的结构具体请参考第 3 章）。

1）中枢髓磷脂来源的轴索再生抑制因子　这些因子可以被存在于少突胶质细胞细胞膜表面的 Nogo、MAG、OMgp 等分子所鉴别。这些因子会和存在于某些神经元的 Nogo 受体（NgR）相结合，传递抑制再生的信号——抑制进入细胞内的低分子 G 蛋白质 Rho 的活性，抑制和肌动蛋白的聚合，抑制轴索的伸展 [22]。随着对这种信号系统研究的深入，以诱导中枢神经系统的轴索再生为目的，重点关注 NgR 单克隆抗体的临床应用 [23]，并尝试针对 Rho 依赖的蛋白质磷酸化酶抑制剂的临床研究 [24]。

2）神经胶质性瘢痕来源的轴索再生抑制因子　脊髓损伤后，如前所述，反应性胶质细胞出现。这种反应性胶质细胞既有利又有弊，在脊髓损伤后的亚急性期，在损伤中心部位周围，抑制炎症扩大是对修复有利的一面。另一方面，修复之后形成胶质瘢痕，分泌例如硫酸软骨素蛋白聚糖（chondroitin sulfate proteoglcan，CS-PG）等蛋白，抑制神经轴索伸长。

精制后的 CS-PG，在培养体系中抑制轴索伸长。而且，针对 CS-PG 抑制再生的葡糖胺聚糖链有必要进行修饰。有报道显示，在损伤部分给予能够分解葡糖胺聚糖链的酶——软骨素酶 ABC 后，出现了神经轴索的再生，脊髓损伤的动物运动功能得到恢复 [25]。而且，笔者等的研究团队，向脊髓损伤的动物模型移植神经干细胞合并运用软骨素酶 ABC，与单独使用组比，神经轴索再生的效果更好 [26]。因此，软骨素酶 ABC 在脊髓损伤后功能恢复过程（可塑性）中发挥了重要的作用，但是仅给予一种药剂的效果是有限的。剑桥大学 Fawcett 研究团队，在动物实验中显示，将软骨素酶 ABC 和特殊的修复因子合用，脊髓损伤后的功能再生有成倍增加的效果 [27]。

最近，CS-PG 受体分子的情况已经明确 [28]。Ⅱ a 型受体蛋白质脱磷酸化酶（Type Ⅱ a receptor protein trosine phosphatases）中的一个 RPTPσ（别名 LAR 蛋白）和 CS-PG 结合，起到抑制 CS-PG 依赖性轴索伸长的作用。另一方面，与诱导轴索伸长的硫酸乙酰肝素蛋白聚糖（heparan sulfate proteoglcans，HSPGs）结合，抑制轴索伸长。HSPGs 诱导寡聚反应，而寡聚反应对 CS-PG 有阻碍作用。因此，不同种类的蛋白聚糖的 CS-PG 和 HSPGs 及共同的受体分子 RPTPσ 竞争结合，能够调节 RPTPσ 的寡聚反应。在 RPTPσ 的下游使低分子型 GTP 结合蛋白 Rho 活化的机制，至今尚存许多不明之处。

3）纤维性瘢痕来源因子　轴索导向因子 3A 是纤维性瘢痕来源的抑制神经再生的物质 [29]。轴索导向因子 3A 在动物胚胎的神经回路形成中，是抑制神经轴索伸长的物质。轴索导向因子 3A 和神经菌毛素（neuropilin）相结合，将丛蛋白（plexin）作为辅助受体（co-rece-ptor），与非受体型酪氨酸酶 Fyn 共同发挥作用，介导下游 CDk5 的信号传导 [30]，能够引起神经轴索的收缩。另一方面，在成体损伤部位轴索导向因子 3A 被诱导 [29]。考虑到轴索导向因子 3A 对神经再生的抑制作用，能够抑制轴索导向因子 3A 作用的物质则有可能治疗像脊髓损伤这样的神经损伤。日本住友制药厂在寻找能够抑制轴索导向因子 3A 作用的化合物时，将各种各样的化合物添加到能够长出神经纤维的培养神经细胞中，通过能否引起神经纤维回缩来判断，对 14 万种化合物进行了试验，最终发现了 SM-216289（$C_{28}H_{18}O_{14}$，分子量 578）这种具有强烈抑制轴索导向因子 3A 的化合物 [31]。而且笔者等所在的庆应义塾大学生理学教研室和骨科教研室与该公司共同组成研究团队，观察了作为轴索导向因子 3A 抑制剂的 SM-216289，对于脊髓损伤后神经轴索有促进其再生和功能恢复的作用 [32]。现在，笔者等将轴索导向因子和康复活动结合对脊髓损伤进行实验性治疗，获得了良好的效果。期待今后能够开发出面向临床应用的轴索导向因子 3A 抑制剂。

0.2.4　成体神经元的再生

过去的观点认为神经元的产生在胎儿期结束，成体脑内神经元新生是不可能的。直到 20 世纪 60 年代前半段，Altman 等做出了具有前瞻性的报告，认为即使在成体哺乳类的脑内也可以引起神经新生 [33]。关于成体神经新生的研究是在 20 世纪 90 年代中期才开始的。主要是利用小鼠发现了成体哺乳类脑内存在神经干细胞 [34]，有许多论文报告显示，在嗅球和海马区具有产生新神经元的能力，在嗅球的新神经元是由侧脑室周边的神经干细胞产生的。关于这种成体脑内神经新生的意义和新生神经元的生理作用，以小鼠为中心进行了深入的研究 [35]（具体内容请参考第 4 章）。

另一方面，1998 年笔者等和美国的 Goldman 组成的共同研究团队，明确了在人成体脑内存在神经干细胞样细胞 [2]。笔者等利用难治性癫痫患者的脑叶切除后的标本，以神经干细胞能够强烈表达的 MUSASHI-1 作为指标，显示出人体内存在成体神经干细胞（前体细胞）。这些 MUSASHI-1 阳性细胞是从脑室周围区域的新鲜标本切取出来的。FGF-2 的存在能够促进神经干 - 前体细胞在未分化状态下增殖，除去 FGF-2 再连续加入能分化诱导神经元的 BDNF，一旦神经干 - 前体细胞分裂就会分化成为神经元。这个现象说明，能够产生神经元的细胞即神经干 - 前体细胞存在于含有 MUSASHI-1 阳性细胞的区域。在不含有 MUSASHI-1 阳性细胞的非脑室区域进行同样的实验，未见新的神经元产生。通过之后的研究，笔者等的研究团队，对来自成体脑的神经干细胞 - 前体细胞使用选择性 GFP 受体的基因，分离出存在于脑室周围或海马的神经干细胞 - 前体细胞，将这些细胞在试管内成功生成功能性的神经元 [36, 37]。同样在 1998 年，瑞典的 PeterEriksson 和美国的 Fred Gage 合作研究团队，为了观察晚期癌症患者的肿瘤增殖，给予 DNA 合成基质 BrdU，利用在瑞典认可的能鉴别细胞合成 DNA 的检查方法，发表了在成人脑出现神经元新生的论文 [3]。总而言之，成人脑内至少在脑室周围和海马处存在神经干 - 前体细胞，提示存在有能够引起神经元新生的场所。

　　以上结果显示，成人脑内残存很少的内源性神经干细胞，但是从人脑胎儿期的 MUSASHI-1 免疫染色的结果来考虑 [38]，与胎儿时期相比量很少。从实际出发，在利用干细胞的神经再生的战略中，内源性神经干细胞的活化和细胞治疗（移植）是两个关键点。纹状体通常不能引起神经元的新生。如前所述，发生脑梗死时，能活化休眠状态的干细胞，就能实现神经元的再生。一旦新生的神经元向病灶部位移动，就会引起一连串的修复反应。这种内在性修复反应，在成体哺乳类中效率很低，因此提高其效率的治疗方法和药物的开发至关重要 [17, 39]。

0.2.5　利用 iPS 细胞研究神经疾病

　　在再生医学丛书的第一分册详细介绍过，2006 年京都大学山中伸弥教授等，发现了小鼠诱导性多能干细胞（induced pluripotent stem cells，iPS 细胞）[40]，在第二年（2007）确立了人 iPS 细胞 [41-47]。iPS 细胞是通过向体细胞导入多能诱导因子后确立的，具有分化成为神经、心肌细胞等的多能性。iPS 细胞作为成体细胞的起源细胞，避免了利用胎儿组织和 ES 细胞的伦理问题。因此，很有可能广泛应用于将来的再生医学。另一方面，iPS 细胞的技术，能够在特定疾病患者的皮肤和血液细胞中建立。因此，损害性高而检查困难的脑和心肌细胞的分化诱导成为可能。将来可以将特定疾病患者的 iPS 细胞在试管内分化诱导成为含有神经元的神经系统细胞。出现了很多解释疾病发生机制和有关开发药物的研究高潮。不仅是神经系统的疾病，而且帕金森病、脊髓肌萎缩症、阿尔茨海默病、精神分裂症、雷诺综合征等各种疾病均建立起 iPS 细胞，可以用来解释疾病机制 [48]。对于这种疾病的特定的 iPS 细胞的研究，目前应用于再生医学还很不完善，作为疾病机制的基因异常，可以通过基因转染技术，在 iPS 细胞阶段使其正常化 [49]，诱导疾病感应性细胞（比如帕金森病的多巴胺神经元），通过移植和纠正神经系统疾病基因异常的再生医疗也绝非痴人说梦。

最近，通过对皮肤的成纤维细胞导入少量的转录因子，没有经过 iPS 细胞就直接诱导出神经元 [50]，这一方法在小鼠和人体都已经开发出来 [51]。利用这个方法，可以研究疾病特异性神经元的性质 [52]，在这一方面正不断取得进展（具体内容请参考第 5 章）。

0.3 神经系统的再生和移植

细胞移植治疗，在关注内源性神经干细胞的活化之前，作为神经再生的战略性一环一直为人所关注 [53]。从目前的基础研究和临床研究成果来看，细胞移植疗法能够应用于帕金森病、亨廷顿病、脑缺血（具体内容请参考第 8 章）、癫痫、脊髓损伤（具体内容请参考第 7 章）[54-56]。其中一个问题到底移植何种细胞最好？当然是根据疾病不同以及病情不同而异。临床前期的研究结果显示，作为组织干细胞的神经干细胞，有可能对造成各种细胞损伤的脑缺血或脊髓损伤有效 [57-59]。以补充帕金森病的多巴胺神经元的细胞治疗为目标，采用来源于胎儿脑的细胞移植方法，瑞典隆德大学的 Olle Lindvall 研究团队进行了开放性研究 [60, 61]。Freed 等的研究和 Olanow 研究团队的双盲试验（double blind study）对于治疗效果得出不同的结论 [62, 63]。但是具体比较这些临床试验研究，不是单纯是不是双盲的问题，具体细节上有许多不同之处。例如，应用于细胞治疗的胎儿组织的胎龄和细胞的处理方式（有无培养）、手术方法、免疫抑制剂的使用方法、适用患者的选择（patient selection，通过对 L-DOPA 的应答程度来判断疾病进展程度）、移植后观察时间等 [64, 65]。如果一位患者治疗时需要几个胎儿脑组织，不能将每个受体患者条件标准化，多个胎儿组织的应用就会产生严重的伦理问题。根据这些情况，今后利用在试管内增殖的干细胞或干细胞来源的细胞（比如，将干细胞在试管内朝着某个特定方向诱导形成细胞集落）时，使用前必须接受严格的品质管理，这样才能克服到目前为止的临床研究所发生的诸多问题，就有希望开发出更为理想的细胞治疗方法（具体内容请参考第 6 章）。

以帕金森病为首的多种神经变性疾病，发病最初阶段存在参与轴索传输的特定神经元的选择性缺失，应用有足够再生能力的多能干细胞来源细胞进行的细胞治疗，备受瞩目。但是，在实际应用人多能干细胞开始再生医学之前，如何降低、消除畸胎瘤和其他肿瘤形成的危险性极为重要。为此，不管是 ES 细胞或 iPS 细胞，靶细胞的选择性诱导法、靶细胞的选择性分离法[66, 67]、未分化细胞的去除等技术革新，都非常重要。此外，iPS 细胞所特有的、受不完全再编程调控的 iPS 细胞株的去除，建立基因自由整合（integration free）的 iPS 细胞也是必须要做到的[68]。

0.4 再生治疗研究的进展和课题

近年来在再生治疗和再生医学研究中已经取得了惊人的进展，这一点在本套"再生医学丛书"中已进行了详细的记录。以干细胞生物学和组织工程学为中心的基础研究与临床前期研究的发展相辅相成，实际再生治疗在不同脏器领域也已经起步。在起步阶段，依据目标脏器、目标患者以及方法的不同情况也各不相同。一方面，虽然都被称为再生治疗，但是成为常规医疗、企业或医师主导的治疗、大学医院等正在进行中的临床试验、今后将要开始的临床研究、将来要考虑的临床应用、现在考虑的动物实验水平研究等在要求的标准上是不同的，很难实现标准的整齐划一。但是，让考虑方式多种多样的医师凭借独自的方法进行无限制的再生治疗的临床研究，从治疗的安全性考虑必须避免。鉴于此，几年前厚生劳动省以在当时还未成为常规医疗的应用组织干细胞的再生医学临床研究为对象，在厚生科学审议会上历时 3 年经过讨论后制订了《应用人体干细胞的临床研究指南》，并从 2006 年 9 月开始实施。而且，随着其后干细胞研究的快速进展，对该指南在 2011 年 11 月 1 日进行了全面修订。2006 年在成体干细胞的基础上加上人 ES 细胞和人 iPS 细胞，最终成为该指南针对的完整对象[69]。这对日本再生医学今后的发展而言是向前迈进了里程碑式的巨大的一步。另一方面，胚胎来源的干细胞到现在也属于该指南对象以外的范畴。在海外，2010 年时应用 ES 细胞进行的临床试验已经启动。

人体胚胎来源的神经干细胞在日本属于《人体干细胞应用的临床研究指南》对象以外的范畴，而在美国以溶酶体（lysosome）、蓄积症巴腾病（Batten），还有先天性髓磷脂生成不全症即佩－黙病（Pelizaues-Merzbacher）为对象，Stem Cell 公司的人体胚胎来源神经干细胞移植的治疗已经起步[70]。最近 Stem Cell 公司应用人体胚胎来源的神经干细胞移植对慢性脊髓损伤进行治疗的研究已经在瑞士得到批准 [70]（详细内容请参考第 10 章）。

在中枢神经系统（特别是脊髓损伤）疾病的治疗中，以色列的 David Snyder 研究团队（Proneuron Biotechnologies 社）对脊髓损伤患者进行的自体巨噬细胞移植，中国的 Honyun Huang 等对脊髓损伤患者进行的胎儿嗅球皮层细胞移植、成体鼻黏膜的神经胶质细胞移植，美国的 San Bio 对脑梗死患者进行的间充质细胞来源的神经前体细胞移植 [71]（具体内容请参考第 11 章）等目前处于进行中或者已经完成 [72]。并且，再生医学中不只是应用细胞，还可以应用细胞生长因子，例如应用肝细胞生长因子（hepatocyte growth factor，HGF）的重组蛋白对肌肉萎缩性侧索硬化病（amyotrophic lateral sclerosis，ALS）进行的临床实验性治疗在日本正逐步开展（Kringle Pharma 社，东北大学，青木正志教授）。其作用主要是通过神经保护、对谷氨酰胺酸毒性的抑制、血管新生以及神经轴索再生等过程实现的。

应用人 ES 细胞再生治疗的起步

应用人 ES 细胞再生治疗正逐渐成为现实 [21]。美国的 Geron 公司以亚急性脊髓损伤为对象进行的应用来源于人 ES 细胞的少突胶质前体细胞（oligodendrocyte precursor cell，OPC）GRNOPC1 细胞的临床治疗在 2010 年被批准，并在同年开始实施 [73]。在此之前，加利福尼亚大学伊尔文分校的 Hans Keirstead 团队进行了人 ES 细胞来源的少突胶质前体细胞的诱导，并将其移植到小鼠脊髓损伤模型（胸髓损伤模型）中，显示出再髓鞘化和运动功能的恢复 [74]。美国生物创新 Geron 公司以此基础研究成果为基础，针对应用人 ES 细胞的少突胶质前体细胞的临床前期研究进行了安全性试验。GRNOPC1 细胞是威斯康星大学的 Thomson 等将 1998 年建立的 ES 细胞即 H1 细胞 [75] 进行清除以保证临床应用等级的细胞进行诱导。此公司共用了 1977 只动物，进行了 858 次的 GRNOPC1 细胞移植实验。治疗结果显示，移植细胞可在受损脊髓内存活，细胞移植可诱导髓鞘化、运动功能恢复。从安全性角度出发，证实了不存在畸胎瘤的形成、全身性毒性以及诱发疼痛等风险。以此为基础，以（亚）急性期（损伤后 7~14 天）的胸髓（第 3~10 胸髓）水平的完全损伤麻痹（ASIA-A）患者为对象，合用低剂量的免疫抑制剂（他克莫司，FK506），移植了 200 万个 GRNOPC1 细胞，确定以安全性（神经学表现、全身表现）为首要目标，以有效性（知觉功能、下肢运动功能）为次要目标的第 I 期试验的申请于 2007 年向美国 FDA 提出，并在 2009 年 1 月初步获得批准。研究进行过程中在移植后的动物身上发现了囊肿，实验性治疗被暂时叫停，但于 2010 年

7月30日终于获得了 FDA（Food and Drug Administration）的正式批准，同一治疗性试验在美国的7所医疗机构计划实施，于2010年10月终于进行了第1例移植。但是在2011年4例移植结束时，由于该公司的资金问题，第Ⅰ期试验被迫中断。今后对这些患者的随访是很重要的。

　　另一方面，美国的 Advanced Cell Technology（ACT）公司基于啮齿类模型的前期临床研究结果（确认了安全性及视觉改善有效性），于2009年11月向 FDA 提交了以先天性视网膜色素变性症（Stargardt's macular dystrophy，SMD）为研究对象进行人 ES 细胞来源的视网膜色素上皮细胞（MA09-hRPE 细胞）移植治疗（多家机构共同Ⅰ/Ⅱ期实验）的申请，接受了 FDA 安全性方面的建议，暂时取消，其后于2010年又重新被批准[76]。此治疗性实验，计划移植20万个 MA09-hRPE 细胞到视网膜下（Sab-retinal space），在12个月的观察期内确认其安全性和有效性，计划于4家机构进行12例移植。MA09-hRPE 细胞是 ACT 公司自行建立的由 MA09 细胞诱导而来的。值得注意的是，ACT 公司的这个实验性治疗向 IND 申请开始1年后经不懈努力获得了 FDA 批准（Geron 公司花费了3年时间）。

0.5　展望

　　正如总论所述，神经系统方面的再生医学和干细胞的基础研究正在不断取得进步，随之而来的再生医学的临床应用也非常踊跃，确认其安全性及有效性，一步一步扎实前行，其重要性不言而喻。目前即使放眼世界，以脊髓损伤和其他中枢神经系统为对象的临床试验，尚未进展到确认其有效性的阶段，还处于确认其安全性的初期阶段，特别期待临床研究的进展和今后的干细胞医学的基础研究、临床前期研究的拓展。

　　另一方面，《Nature》杂志[77]、国际干细胞学会[78]以及日本再生医学学会[79]都敲响了警钟，未被批准进行干细胞移植的医疗机构国内外都存在，问题严峻，今后获取这一方面的准确信息将变得至关重要。

（冈野荣之）

文献

[1]　Piccini P, et al：Dopamine release from nigratransplants visualized in vivo in a Parkinson's patient. Nat Neurosci 2：1137-1140, 1999

[2]　Pincus DW, et al：FGF2/BDNF- responsive neuronal progenitor cells in the adult human subependyma. Annals of Neurol 43：576-585, 1998

[3]　Eriksson PS, et al：Neurogenesis in the adult human hippocampus. Nat Med 4：1313-1317, 1998

[4] Okano H：Making and repairing the mammalian brain：Introduction. Semin Cell Dev Biol 14：159, 2003

[5] Naka H, et al：Requirement for COUP-TFI and II in the temporal specification of neural stem cells in central nervous system development. Nat Neurosci 11：1014-1023, 2008

[6] Namihira M, et al：Epigenetic mechanisms regulating fate specification of neural stem cells. Philos Trans R Soc Lond B Biol Sci 363：2099-2109, 2008

[7] Hirabayashi Y, et al：Polycomb limits the neurogenic competence of neural precursor cellsto promote astrogenic fate transition. Neuron 63：600-613, 2009

[8] Okano H, Temple S：Cell types to order：Temporal specification of CNS stem cells. Current Opinion in Neurobiology, 19：112-119, 2009

[9] Okada Y, et al：Spatio-temporal recapitulation of central nervous system development by ES cell-derived neural stem/progenitor cells. Stem Cells 26：3086-3098, 2008

[10] Miura K, et al：Variation in the safety of inducedpluripotent stem cell lines. Nat Biotech 27(8)：743-745, 2009

[11] Tsuji O, et al：Therapeutic effect of the appropriatelly evaluated 'safe' iPS cells for spinal cord injury. Proc Natl Acad Sci U S A 107：12704-12709, 2010

[12] Kumagai G, et al：Roles of ES cell-derived gliogenic neural stem/progenitor cells in functional recovery after spinal cord injury. PLoS ONE 4(11)：e7706, 2009

[13] Buffo A, et al：Origin and progeny of reactive gliosis：A source of multipotent cells in the injured brain. Proc Natl Acad Sci U S A 105(9)：3581-3586, 2008

[14] Kohyama J, et al：Epigenetic regulation of neural cell differentiation plasticity in the adult mammalian brain. Proc Natl Acad Sci U S A 105(46)：18012-18017, 2008.

[15] Okada S, et al：Conditional ablation of Stat3 or Socs3 discloses a dual role for reactive astrocytes after spinal cord injury. Nat Med 12：829-834, 2006

[16] Lindvall O, et al：Stem cell therapy for human neurodegenerative disorders-how to make it work. Nat Med Suppl：S42-50, 2004

[17] Okano H, Sawamoto K：Neural stem cells：Involvement in adult neurogenesis and CNS repair. Philos Trans R Soc Lond B Biol Sci 363, 2111-2112, 2008

[18] Sawamoto K, et al：New neurons follow the flow of cerebrospinal fluid in the adult brain. Science 311：629-631, 2006

[19] Yamashita T, et al：Subventricular-zone-derived neuroblasts migrate and differentiate into mature neurons in the post-stroke adult striatum. J Neurosci 26：6627-6636, 2006

[20] Kojima T, et al：Subventricular zone-derived neural progenitor cells migrate along a blood vessel scaffold toward the post-stroke striatum. Stem Cells 28：545-554, 2010

[21] 岡野栄之：幹細胞医学の進展と中枢神経系の再生戦略. あいみっく 31：3-6, 2010

[22] Okano H, et al：Regeneration-based therapies for spinal cord injuries. Neurochem Int 85：2332-2342, 2007

[23] Zörner B, et al：Anti-Nogo on the go：From animal models to a clinical trial. Ann N Y Acad Sci 1198 Suppl 1：E22-34, 2010

[24] Kubo T, et al：Rho-ROCK inhibitors as emergingnstrategies to promote nerve regeneration. Curr Pharm Des 13：2493-2499, 2007

[25] Bradbury EJ, et al：Chondroitinase ABC promotes functional recovery after spinal cord injury. Nature 416：636-640, 2002

[26] Ikegami T, et al：Chondroitinase ABC combined with neural stem/progenitor cell transplantation enhances their migration and axonal regeneration after rat spinal cord injury. Eur J Neurosci 22：3036-3046, 2005

[27] García-Alías G, et al：Chondroitinase ABC treatment opens a window of opportunity for task-specific rehabilitation. Nat Neurosci 12：1145-1151, 2009

[28] Coles CH, et al : Proteoglycan-specific molecular switch for RPTPs clustering and neuronal extension. Science 332 : 484-488, 2011

[29] Pasterkamp RJ, et al : Expression of the gene encoding the chemorepellent semaphorin III is induced in the fibroblast component of neural scar tissue formed following injuries of adult but not neonatal CNS. Mol Cell Neurosc 13 : 143-166, 1999

[30] Sasaki Y, et al : Fyn and Cdk5 mediate semaphorin-3A signaling, which is involved in regulation of dendrite orientation in cerebral cortex. Neuron 35 : 907-920, 2002

[31] Kikuchi K, et al : In vitro and in vivo characterization of a novel Semaphorin 3A inhibitor, SM-216289 or xanthofulvin. J Biol Chem 278 : 42985-42991, 2003

[32] Kaneko S, et al : A selective Sema3A-inhibitor enhances regenerative responses and functional recovery of the injured spinal cord. Nat Med 12 : 1380-1389, 2006

[33] Altman J : Are new neurons formed in the brains of adult mammals? Science 135 : 1127-1128, 1962

[34] Reynolds BA, Weiss S : Generation of neurons and astrocytes from isolated cells of the adult mammalian central nervous system. Science 255 : 1707-1710, 1992

[35] Kempermann G : Adult Neurogenesis 2, Oxford University Press, 2011

[36] Roy NS, et al : In vitro neurogenesis by neural progenitor cells isolated from the adult human hippocampus. Nat Med 6 : 271-278, 2000

[37] Roy NS, et al : Promoter-targeted selection and isolation of neural progenitor cells from the adult human ventricular zone. J Neurosci Res 59 : 321-331, 2000

[38] Keyoung HM, et al : High-yield selection and extraction of two promoter-defined phenotypes of neural stem cells from the fetal human brain. Nat Biotech 19 : 843-850, 2001

[39] Okano H : Neural stem cells and strategies for the regeneration of the central nervous system. Proc Jpn Acad Ser B 86 : 438-450, 2010

[40] Takahashi K, Yamanaka S : Induction of pluripotent stem cells from mouse embryonic and adult fibroblast cultures by defined factors. Cell 126 : 663-676, 2006

[41] Takahashi K, et al : Induction of pluripotent stem cells from adult human fibroblasts by defined factors. Cell 131 : 861-872, 2007

[42] Nguyen HN, et al : LRRK2 mutant iPSC-derived DA neurons demonstrate increased susceptibility to oxidative stress. Cell Stem Cell 8 : 267-280, 2011

[43] Seibler P, et al : Mitochondrial Parkin recruitment is impaired in neurons derived from mutant PINK1 induced pluripotent stem cells. J Neurosci 31 : 5970-5976, 2011

[44] Ebert AD, et al : Induced pluripotent stem cells from a spinal muscular atrophy patient. Nature 457 : 277-280, 2009

[45] Yagi T, et al : Patient-specific induced pluripotent stem-cell-derived models of familial Alzheimer's disease with presenilin 2 mutation. Human Molecular Genetics 20 : 4530-4539, 2011

[46] Brennand KJ, et al : Modelling schizophrenia using human induced pluripotent stem cells. Nature 473 : 221-225, 2011

[47] Marchetto MC, et al : A model for neural development and treatment of rett syndrome using human induced pluripotent stem cells. Cell 143 : 527-539, 2010

[48] Mattis VB, Svendsen CN : Induced pluripotent stem cells : A new revolution for clinical neurology? Lancet Neurol 10 : 383-394, 2011

[49] Hanna J, et al : Treatment of sickle cell anemia mouse model with iPS cells generated from autologous skin. Science 318 : 1920-1923, 2007

[50] Vierbuchen T, et al : Directconversion of fibroblasts to functional neurons by defined factors. Nature 463 : 1035-1041, 2010

[51] Pang ZP, et al: Induction of human neuronal cells by defined transcription factors. Nature 476: 220-223, 2011

[52] Qiang L, et al: Directed conversion of Alzheimer's disease patient skin fibroblasts into functional neurons. Cell 146(3): 359-371, 2011

[53] Björklund A, Lindvall O: Cell replacement therapies for central nervous system disorders. Nat Neurosci 3: 537-544, 2000

[54] Okano H: The stem cell biology of the central nervous system. J Neurosci Res 69: 698-707, 2002.

[55] Okano H, et al: Transplantation of neural stem cells into the spinal cord after injury. Semin Cell Dev Biol 14: 191-198, 2003

[56] Tsuji O, et al: Neural stem cell therapy via iPS/ES cells. Neurotherapeutics In Press, 2011

[57] Ishibashi S, et al: Human neuronal stem cells improve sensorimotor and cognitive impairment in Mongolian gerbils after ischemia. J Neurosci Res 78: 215-223, 2004

[58] Ogawa Y, et al: Transplantation of in vitro expanded fetal neural progenitor cells results in neurogenesis and functional recovery after spinal cord contusion injury in adult rats. J Neurosci Res 69: 925-933, 2002

[59] Iwanami A, et al: Transplantation of human neural stem/progenitor cells promotes functional recovery after spinal cord injury in common marmoset. J Neurosci Res 80: 182-190, 2005

[60] Kordower JH, et al: Neuropathological evidence of graft survival and striatal reinnervation after the transplantation of fetal mesencephalic tissue in a patient with Parkinson's disease. N Engl J Med 332: 1118-1124, 1995

[61] Piccini P, et al: Delayed recovery of movement-related cortical function in Parkinson's disease after striatal dopaminergic grafts. Ann Neurol 48: 689-695, 2000.

[62] Freed CR, et al: Transplantation of embryonic dopamine neurons for severe Parkinson's disease. N Engl J Med 344: 710-719, 2001

[63] Olanow CW, et al: A double-blind controlled trial of bilateral fetal nigral transplantation in Parkinson's disease. Ann Neurol 54: 403-414, 2003

[64] Isacson O, et al: interpretations of transplantation study are erroneous. Nat Neurosci 4: 553, 2001

[65] Winkler C, et al: Cell transplantation in Parkinson's disease: how can we make it work? Trends Neurosci 28: 86-92, 2005

[66] Sawamoto K, et al: Visualization and direct isolation of midbrain dopaminergic neurons expressing GFP. Proc Natl Acad Sci U S A 98: 6423-6428, 2001

[67] Wichterle H, et al: Directed differentiation of embryonic stem cells into motor neurons. Cell 110: 385-397, 2002

[68] Okita K, Yamanaka S: Induced pluripotent stem cells: Opportunities and challenges. Philos Trans R Soc Lond B Biol Sci 366: 2198-2207, 2011

[69] http://www.mhlw.go.jp/bunya/kenkou/iryousaisei06/pdf/03.pdf

[70] http://www.stemcellsinc.com/

[71] http://www.clinicaltrials.gov/ct2/show/NCT01287936?term=SB623&rank=1

[72] 岡野栄之: 再生医療の現状と応用. 再生医療生物学 (現代生物学入門7), 岩波書店, 2009

[73] http://www.geron.com/

[74] Keirstead H, et al: Human embryonic stem cell-derived oligodendrocyte progenitor cell transplants remyelinate and restore locomotion after spinal cord injury. J Neurosci 25: 4694-4705, 2005

[75]   Thomson JA, et al：Embryonic stem cell lines derived from human blastocysts. Science 282：1145-1147, 1998

[76]   http：//www.advancedcell.com/patients/clinical-trial-information/

[77]   Cyranoski D：Korean deaths spark inquiry. Nature 468：485, 2010

[78]   http：//www.isscr.org/clinical_trans/pdfs/ISSCR_PatientPrimerHndbk_Japanese_FNL.

[79]   http：//www.jsrm.jp/news/110303.html

基础篇

1. 神经系统的干细胞生物学

如上一章中所述，自古以来中枢神经系统就被认为是再生困难的脏器，近年来进行的神经干细胞的鉴定及其性质的解析显示，即使是成体的中枢神经组织，依靠神经干细胞进行脏器再生的可能性依然存在。本章将对神经干细胞的性质及其分化调控机制进行详细解说，同时对神经干细胞能应用于何种再生医疗进行解说。

1.1　神经干细胞的分离和培养方法

神经干细胞被认为是哺乳类动物所有神经细胞（神经元）和胶质细胞的起源。神经干细胞是具有自我复制能力和向神经系统多种细胞分化能力的细胞。从胚胎期的神经管到成人时期的脑组织，都是存在于哺乳类的中枢神经系统中的细胞，其性质随着存在的场所及时期的不同而有所变化，这也是其特征之一。神经干细胞上可以特异性表达被称为 Nestin（巢蛋白）的细胞骨架分子[1]和笔者所在实验室鉴定得到的被称为 Musashi-1 的 RNA 结合蛋白[2, 3]。如果利用能识别这些分子的抗体，就可以通过免疫组化学方法鉴定神经干细胞。但是对细胞处于存活状态下的神经干细胞的鉴定较为困难，现在多认定培养后具有自我复制能力及多向分化能力的细胞为神经干细胞，这种回顾性的鉴定方法是现在的主流。具有代表性的神经干细胞培养鉴定法被人们熟知的大致有以下几种：①采用低密度培养的单一细胞观察和鉴定法[4]。②低密度悬浮培养法（神经球法）[5]。③高密度单层培养法（玫瑰花结法）[6]。低密度培养法是详细观察单一细胞动态的最佳方法，在解析神经干细胞的分裂模式和细胞谱系的基础研究中经常使用。再生医疗领域中最常用的培养方法是神经球法和玫瑰花结法。这两个方法在大幅提升神经干细胞培养效率方面具有优势。神经球法具有易长期维持神经干细胞处于稳定未分化状态的优点，培养后的细胞集落球形体是神经干细胞及其分化细胞多样混杂的不同集落，就维持细胞的均一性而言玫瑰花结法具有优势。玫瑰花结法对于维持神经干细胞的稳定使其处于未分化状态方面并不适合，但在近年盛行的由多能干细胞（ES 细胞，iPS 细胞）分化而来的神经干细胞的迅速大量诱导培养中经常使用。其中，从细胞的培养增幅效率和稳定维持角度而言，笔者等最常用到的是神经球法。神经球法中，将含有神经干细胞的细胞集落解离为单一细胞状态，以 10μ L 的培养基配 1~10 个细胞的低密度开始悬浮培养。所应用的无血清培养基添加了 FGF-2 和 EGF，是神经干细胞能发育的选择性非常高的培养基。之后神经干细胞增殖形成被称为神经球的细胞集落，神经球是其内含有大量的神经干细胞以及含有大量的分化细胞的不同细胞的集落（图 1.1 A）。此神经球在去除生长因子的状态下转为贴壁生长，可以分化为神经元、少突胶质细胞、星形细胞，形成神经球的一个细胞可以说是神经干细胞。一方面，将神经球再次解离成单一细胞，进行低密度悬浮培养，再度形成神经球。此次的神经球被称为二次神经球，同样可以分化为神经元、少突胶质细胞、星形细胞。神经球虽能这样有序地一直传代培养下去，但其中包含的神经干细胞的性质就如同哺乳类个体的神经干细胞的发育一样，多数情况在逐渐发生变化。另一方面，与血细胞一样，通过神经干细胞表面标志物进行神经干细胞鉴定的例子很少 [7, 8]。如果能够应用表面标志物分离鉴别神经干细胞，将是划时代的大事，但是实际操作应用 FACS 进行细胞分离后神经干细胞自身的脆弱性使其生存率大为下降，从而成为技术上的

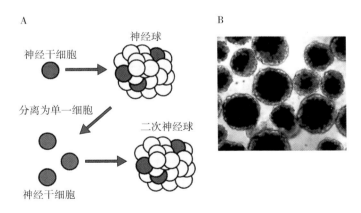

图 1.1　神经球

A：神经球法。神经干细胞在悬浮培养中由单一细胞增殖形成神经球。神经球中虽包含神经干细胞，但比例并不高，几乎都是分化的细胞。将形成后的神经球分离成单一细胞，再次进行悬浮培养增殖形成神经球。通过这一方法反复操作，大量的神经干细胞得以长期传代培养。

B：小鼠 ES 细胞来源经过培养后形成神经球。将小鼠 ES 细胞分离成单细胞，在 LIF 存在的状态下培养 1 周后的状态。

重大难题。令人遗憾的是，目前很难说神经干细胞的分离方法已经广泛普及，目前的方法都是根据目的，通过组合作为神经干细胞分离法而使用的。

1.2　神经干细胞的发生、局部存在和性质

神经干细胞可以通过应用胚胎第 8.5 天后的小鼠胚神经管来源的神经球培养分离。神经干细胞其后也继续存在于神经管周围，在成体脑中主要位于脑室周围的室管膜下区 [9] SVZ (sub ventricular zone)。哺乳类发育过程的脑组织中，发育初期先是产生神经球，大量神经元产生，中期以后则转为胶质发生，生成大量的星形细胞和少突胶质细胞等胶质细胞。应用和神经干细胞分化相关的 Notch 信号的构成分子 HES-1 的基因敲除小鼠的实验 [10] 也显示了在外部信号的作用下神经干细胞将改变其性质。在实际分化诱导神经球时，由胚胎中期的脑组织获得的神经球受 FGF-2 影响增殖的情况较多，既能产生神经元也能产生胶质细胞，而从胚胎晚期的中枢神经系统获得的神经球则受 EGF 影响较大，产生的细胞几乎都是胶质细胞。由对 FGF-2 较敏感的神经球经过传代培养其性质可以转化为对 EGF 较敏感的神经球 [11]，可以认为神经干细胞在培养状态下也可以像在生物体内一样发生性质改变并进行分化。

虽然神经干细胞分化的相关信号通路很多，但如前所述的 Notch 信号系统是在神经干细胞的未分化维持和分化调控两方面起着非常重要作用的信号传导通路。Notch 是从果蝇翅膀变异体上鉴定发现的基因，从线虫一直到哺乳动物都保持着这种基因，在各种组织中发挥着作用。在很多组织中，Notch 信号维持着高分裂能前体细胞的未分化状态而极为重要。在胚胎中期以后的神经干细胞中，同样的 Notch 信号在维持其未分化性上也起着重要作用，同时其还具有促进星形细胞分化的作用 [12~14]。然而，有报告显示 [15]，在只有神经元产生的胚胎初期（胚胎 8~10 天）的神经干细胞中，Notch 信号抑制其成熟过程，并抑制向能产生胶质细胞的神经干细胞的转化，最终导致抑制胶质细胞的分化。从表达 GFAP 的一部分星形细胞是神经干细胞这一经验来考虑，就不觉得矛盾了，实际上 Notch 信号的作用就是随着分化阶段的不同而被精密调控的。

笔者所在的研究室从大量产生神经元的初期型神经干细胞到大量产生胶质细胞的成熟神经干细胞的分化中，已经明确与核内受体 COUP-TF 信号系统有关 [16]。培养神经球和发育过程的小鼠大脑皮质 COUP-TF Ⅰ 和Ⅱ的基因沉默，其中的任何一个都抑制初期型神经干细胞的分化，抑制胶质细胞的产生。而且，笔者所在的研究室不仅证实转录因子的转录调控，而且证实 RNA 结合蛋

白的转录后调控机制也参与神经干细胞的分化。上述在神经干细胞上强烈表达的 Musashi 家族中的 MsiI，可对 Notch 信号的抑制性构成分子 Numb 的表达进行转录后水平的抑制，与活化 Notch 信号传导通路，维持神经干细胞的未分化性相关[17]。在 MsiI 基因敲除小鼠进行 Msi2 基因沉默后，神经干细胞无法维持其未分化状态[18]，从而确认 Musashi 家族是神经干细胞未分化状态维持中的重要因素。Msi 随着神经干细胞分化消失以后，取而代之地出现了具有神经细胞特异性的被称为 Hu 家族的 RNA 结合蛋白。笔者等通过 Hu 家族进行转录后调控，明确了从分裂的神经干细胞/前体细胞向神经元分化的机制[19, 20]。近年来对于非编码 RNA 和 micro-RNA 与神经分化相关的报告很多[21]，但神经干细胞来源的分化相关信号的全貌尚未完全明确。

1.3 多能干细胞来源的神经分化和初期的神经干细胞

再生医学领域多能干细胞（ES 细胞）的重要性被认识是在 2000 年初开始的。有许多报道发现了由 ES 细胞分化成神经干细胞的神经系统高效诱导法，近年的 iPS 细胞的发现则备受瞩目。不限于神经系统，一般常用的 ES 细胞分化诱导法是形成具有三胚层所有成分的胚体，然后转移至能使靶细胞选择性增殖的培养条件中。笔者等所在的研究室也是应用从胚体转移到神经球中的分化诱导系统[22, 23]。由多能干细胞而来的神经分化经常用的分化生长因子主要是维甲酸和 FGF-2。虽然神经系统在排除外部信号后容易进行多能干细胞的分化诱导，但还应考虑到其他胚层和间质系统来源的信号所致的分化诱导。例如，以间质系统的细胞株 PA6 作为饲养细胞，将 ES 细胞在无血清中进行培养，报告结果显示，同样能高效地引起向神经系统的分化诱导[24]。这个方法被命名为基质细胞诱导法（stromal cell derived inducing activity，SDIA），但是对于 PA6 细胞分泌的、促进神经分化诱导的因子的实际情况尚未清楚。目前认为上述现象与中胚层分泌的 BMP 信号所致的神经分化的抑制息息相关。利用 BMP 的这一作用，通过阻断 BMP 信号使 ES 细胞向神经系统的分化诱导效率有所提升。实际上我们已经明确，BMP 抑制剂 Noggin 和 SB431542 的组合应用可以促进神经分化[25]。最近发现，作为 Noggin 替代品的化合物 dorsomorphin 同样可抑制 BMP 信号，和 SB431542 组合使用可强力诱导神经分化[26, 27]，很多研究人员将其作为针对多能干细胞的神经分化诱导药物而使用。小鼠 ES 细胞来源的神经分化诱导可因外部信号的阻断而提升分化效率的这一说法，是由很早以前在青蛙胚胎上提出的系统设定假说而来的。分离后的 ES 细胞进行低密度悬浮培养，尝试着尽可能做到只阻断外界的信号而获得高效分化的神经系统细胞。实际上，ES 细胞诱导后的神经干细胞在没有生长因子的状况下是不能形成神经球的，只有将 ES 细胞的未分化维持因子 LIF 作为生存因子进行添加的情况下才可能形成神经球 [28]（图 1.1B）。此 LIF 依存性的神经干细胞在传代培养期间分化为对 FGF-2 敏感的神经干细胞，其基本过程已经明确。也就是说，此 LIF 依存性的神经干细胞可以认为是神经干细胞的前体状态，被命名为 primitive neural stem cell（pNSC）。可认为 pNSC 是神经干细胞标志物表达的神经干细胞，在胚泡注入初期的胚中可以制作得到嵌合体胚。此 pNSC 并非只能由 ES 细胞培养而来，胚胎第 5.5~7.5 天的胚也可以培养出 LIF 依存性的神经球 [29]。pNSC 在哺乳类胚胎的第 8.5 天几乎消失，取而代之的是出现了 FGF 依存性的神经干细胞。在小鼠胚胎发育过程中也有 pNSC 这一处于神经干细胞前体状态的细胞。笔者等对 pNSC 和 FGF 依存性神经干细胞（被称为 definitire neural stem cell，dNSC）间的差别进行了探讨，试图明确与分化相关的信号 [30]。笔者等在 pNSC 上发现了转录因子 Oct4 的强力表达。至此，认为 Oct4 虽在 ES 细胞上强力表达但在体细胞中其表达消失。然而在 ES 细胞向初期的神经干细胞分化时，Oct4 在保持较高表达水平的同时向 pNSC 分化，向 dNSC 分化时突然消失。虽然有报告表明，在 ES 细胞中 Oct4 表达水平的强力变化会促进分化诱导 [31]，但其中不包含神经系统佐证了这项结果。笔者等应用抑制 Oct4 转录的因子 GCNF（germ cell nudear factor）的缺陷胚对神经干细胞的动态进行详细解析后，证实了受 GCNF 调控的 Oct4 的表达抑制可抑制 pNSC 的多能性并促进向 dNSC 的分化。ES/iPS 细胞和初期胚内部细胞集落向神经系统分化时最早出现的 pNSC，其性质尚有许多不明之处。然而，探讨多能干细胞向神经系统细胞诱导的过程以及与其相关的分子机制可以说是今后再生医学领域很重要的课题。

1.4　神经干细胞的分化转换及去分化

如前所述的 pNSC 之外的神经干细胞或神经干细胞来源的细胞均具有一定的可塑性。1999 年有报道显示，神经干细胞可分化为血液细胞 [32]。由于其后的验证实验再现性低 [33]，得出的结论是虽然可以出现但实属非常罕见的现象。有报告显示，分化为少突胶质细胞的前体细胞可以去分化为神经干细胞 [34]，骨髓间质细胞具有分化为神经系统细胞的能力 [35]。近年来虽然有报告显示，iPS 细胞可以诱导为各种体细胞，但是神经干细胞是在 Oct4 的强力表达下才可转化为 iPS 细胞 [36, 37]。这一结果佐证了神经干细胞具有一定的可塑性。

然而，在实际的再生医学中，比起将成体身上难以获得的神经干细胞转换分化为其他种类细胞，莫不如将较容易获得的其他种类细胞（例如皮肤的成纤维细胞）转换分化为神经干细胞，使其分化技术的开发更值得期待。从 2006 年发表的 iPS 细胞技术中获得启发，依靠导入能强力表达的复数转录因子的方法可以直接分化诱导为神经细胞，此细胞被称为 iN 细胞。将 Brn-2、Ascl-1、MylL 等 3 种基因导入皮肤成纤维细胞，是由成纤维细胞直接诱导而来的。很有意思的是，本来是要检验诱导过程中此 iN 细胞是否能分化为神经干细胞，现在却得到了神经细胞。此技术在再生医学领域是可以迅速从患者体细胞中获得神经细胞的有效方法，但作为神经干细胞却没有分化能力，因此分化转换后进行增殖是不可能的。

针对研究导入组织特异的转录因子使细胞分化转换的报告，一些研究团队将导入一部分或全部 iPS 化所必须因子的细胞在再编程过程中转移到可直接诱导分化的培养条件中，以获得所需要的靶细胞。现已证实应用此方法在 Oct4 的单独作用下可由人成纤维细胞诱导形成血细胞系干细胞 [38]，在山中四因子的作用下可诱导出心肌 [39] 和神经干细胞 [40, 41]。由此结果显示，由于组织干细胞样的细胞存在于距多能干细胞较近的位置，因此再编程因子所引发的分化诱导会比较容易。培养这些细胞所需的时间比建立 iPS 细胞并进行分化诱导要短是其优点，但是和 iPS/ES 细胞分化诱导而来的细胞一样，其中还有变化为完全再编程的 iPS 细胞的细胞混入的可能。因为这些细胞在移植后有形成肿瘤的危险性，所以直接诱导的安全性评价必须非常慎重。因此，若在导入山中四因子以外的方法下能成功诱导神经干细胞，则可能在既能保持增殖性又能确保安全性的情况下获得神经干细胞。现在，许多的研究团队正以导入神经干细胞强力表达的复数转录因子的方法获得神经干细胞为目标。笔者预测，可能在本书出版以前就会有很多的报告发表。实际上，近年围绕体细胞的再编程的研究进度非常惊人。

笔者所在的研究室报道，以脊髓损伤为研究对象，神经干细胞移植对于症状的改善有效。阐明神经干细胞的分裂调控机制将有助于多能干细胞（ES 细胞、iPS 细胞）的高效分化诱导法，这些细胞未来有望成为细胞移植疗法的来源。面向神经再生的临床应用，所获得的移植细胞必须质量均一、安全性高，然而 iPS 来源的神经干细胞的安全性和质量到现在需要验证的地方还很多。如果没有多能状态、均一安全的神经干细胞能由体细胞直接稳定地诱导而

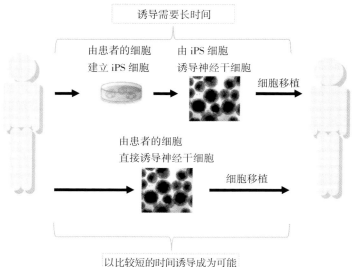

图 1.2　神经干细胞的直接诱导

建立患者 iPS 细胞，然后诱导神经干细胞，包括建立后的 iPS 细胞的安全性评价需要数月的时间。例如像脊髓损伤等损伤后的细胞移植有一定的时限，因此按照目前的方法进行细胞移植是不可能的。如果能将患者的细胞在短时间内直接诱导成为神经干细胞，那么这种情况下就可能进行自体移植。

来，就可以在神经干细胞的状态下使细胞增殖，进而在短时间内得到大量的可供移植的细胞。因此，笔者等认为，按照这个思路实现神经系统再生治疗的机会就会增加（图 1.2）。

（赤松和土）

文献

[1]　Lendahl U, et al：CNS stem cells express a new class of intermediate filament protein. Cell 60：585-595, 1990

[2]　Sakakibara S, Okano H：Expression of neural RNA-binding proteins in the postnatal CNS：implications of their roles in neuronal and glial cell development. J Neurosci 17：8300-8312, 1997

[3]　Sakakibara S, et al：Mouse-Musashi-1, a neural RNA-binding protein highly enriched in the mammalian CNS stem cell. Dev Biol 176：230-242, 1996

[4]　Davis A A, Temple S：A self-renewing multipotential stem cell in embryonic rat cerebral cortex. Nature 372：263-266, 1994

[5]　Reynolds B A, et al：A multipotent EGF-responsive striatal embryonic progenitor cell produces neurons and astrocytes. J Neurosci 12：4565-4574, 1992

[6]　Ray J, et al：Proliferation, differentiation, and long-term culture of primary hippocampal

neurons. Proc Natl Acad Sci U S A 90 : 3602-3606, 1993

[7] Murayama A, et al : Flow cytometric analysis of neural stem cells in the developing and adult mouse brain. J Neurosci Res 69 : 837-847, 2002

[8] Uchida N, et al : Direct isolation of human central nervous system stem cells. Proc Natl Acad Sci U S A 97 : 14720-14725, 2000

[9] Morshead CM, et al : Neural stem cells in the adult mammalian forebrain : A relatively quiescent subpopulation of subependymal cells. Neuron 13 : 1071-1082, 1994

[10] Nakamura Y, et al : The bHLH gene hes1 as a repressor of the neuronal commitment of CNS stem cells. J Neurosci 20 : 283-293, 2000

[11] Chiasson, BJ, et al : Adult mammalian forebrain ependymal and subependymal cells demonstrate proliferative potential, but only subependymal cells have neural stem cell characteristics. J Neurosci 19 : 4462-4471, 1999

[12] Mizutani K, et al : Differential Notch signalling distinguishes neural stem cells from intermediate progenitors. Nature 449 : 351-355, 2007

[13] Gaiano N, Fishell G : The role of notch in promoting glial and neural stem cell fates. Annu Rev Neurosci 25 : 471-490, 2002

[14] Gaiano N, et al : Radial glial identity is promoted by Notch1 signaling in the murine forebrain. Neuron 26 : 395-404, 2000

[15] Hitoshi S, et al : Notch pathway molecules are essential for the maintenance, but not the generation, of mammalian neural stem cells. Genes Dev 16 : 846-858, 2002

[16] Naka H, et al : Requirement for COUP-TFI and II in the temporal specification of neural stem cells in CNS development. Nat Neurosci 11 : 1014-1023, 2008

[17] Imai T, et al : The neural RNA-binding protein Musashi1 translationally regulates mammalian numb gene expression by interacting with its mRNA. Mol Cell Biol 21 : 3888-3900, 2001

[18] Sakakibara S, et al : RNA-binding protein Musashi family : Roles for CNS stem cells and a subpopulation of ependymal cells revealed by targeted disruption and antisense ablation. Proc Natl Acad Sci U S A 99 : 15194-15199, 2002

[19] Akamatsu W, et al : Mammalian ELAV-like neuronal RNA-binding proteins HuB and HuC promote neuronal development in both the central and the peripheral nervous systems. Proc Natl Acad Sci U S A 96 : 9885-9890, 1999

[20] Akamatsu W, et al : The RNA-binding protein HuD regulates neuronal cell identity and maturation. Proc Natl Acad Sci U S A 102 : 4625-4630, 2005

[21] Schratt G : Fine-tuning neural gene expression with microRNAs. Curr Opin Neurobiol 19 : 213-219, 2009

[22] Okada Y, et al : Spatiotemporal recapitulation of central nervous system development by murine embryonic stem cell-derived neural stem/progenitor cells. Stem Cells 26 : 3086-3098, 2008

[23] Miura K, et al : Variation in the safety of induced pluripotent stem cell lines. Nat Biotechnol 27 : 743-745, 2009

[24] Kawasaki H, et al : Induction of midbrain dopaminergic neurons from ES cells by stromal cell-derived inducing activity. Neuron 28 : 31-40, 2000

[25] Chambers SM, et al : Highly efficient neural conversion of human ES and iPS cells by dual inhibition of SMAD signaling. Nat Biotechnol 27 : 275-280, 2009

[26] Morizane A, et al : Small-molecule inhibitors of bone morphogenic protein and activin/nodal signals promote highly efficient neural induction from human pluripotent stem cells. J Neurosci Res 89 : 117-126, 2011

[27] Wada T, et al : Highly efficient differentiation and enrichment of spinal motor neurons

derived from human and monkey embryonic stem cells. PLoS One 4 : e6722, 2009

[28] Tropepe V, et al : Direct neural fate specification from embryonic stem cells : A primitive mammalian neural stem cell stage acquired through a default mechanism. Neuron 30 : 65-78, 2001

[29] Hitoshi S, et al : Primitive neural stem cells from the mammalian epiblast differentiate to definitive neural stem cells under the control of Notch signaling. Genes Dev 18 : 1806-1811, 2004

[30] Akamatsu W, et al : Suppression of Oct4 by germ cell nuclear factor restricts pluripotency and promotes neural stem cell development in the early neural lineage. J Neurosci 29 : 2113-2124, 2009

[31] Niwa H, et al : Quantitative expression of Oct-3/4 defines differentiation, dedifferentiation or self-renewal of ES cells. Nat Genet 24 : 372-376, 2000

[32] Bjornson CR, et al : Turning brain into blood : A hematopoietic fate adopted by adult neural stem cells in vivo. Science 283 : 534-537, 1999

[33] Morshead CM, et al : Hematopoietic competence is a rare property of neural stem cells that may depend on genetic and epigenetic alterations. Nat Med 8 : 268-273, 2002

[34] Kondo T, Raff M : Oligodendrocyte precursor cells reprogrammed to become multipotential CNS stem cells. Science 289 : 1754-1757, 2000

[35] Toma JG, et al : Isolation of multipotent adult stem cells from the dermis of mammalian skin. Nat Cell Biol 3 : 778-784, 2001

[36] Kim, JB, et al : Direct reprogramming of human neural stem cells by OCT4. Nature 461 : 649-643, 2009

[37] Kim JB, et al : Oct4-induced pluripotency in adult neural stem cells. Cell 136 : 411-419, 2009

[38] Szabo E, et al : Direct conversion of human fibroblasts to multilineage blood progenitors. Nature 468 : 521-526, 2010

[39] Efe JA, et al : Conversion of mouse fibroblasts into cardiomyocytes using a direct reprogramming strategy. Nat Cell Biol 13 : 215-222, 2011

[40] Kim J, et al : Direct reprogramming of mouse fibroblasts to neural progenitors. Proc Natl Acad Sci U S A 108 : 7838-7843, 2011

[41] Matsui T, et al : Neural stem cells directly differentiated from partially reprogrammed fibroblasts rapidly acquire gliogenic competency. Stem Cells 30 : 1109-1119, 2012

2. 神经系统发育过程中的细胞迁移

2.1 神经系统形态形成初期的细胞迁移

2.1.1 从板到管阶段性迁移

　　神经系统发育过程的最初阶段是以受精卵为起始点的，在细胞分裂反复进行的同时初期胚的中心部开始发生局部分化。具有外胚层特性的细胞作为集落呈薄纸或板样结构。不久在神经系统的发育区（被称为神经板）外胚层处产生弯曲，形成管（被称为神经管）。神经管沿躯体的前后轴形成。

　　此神经管形成的过程中，细胞的增殖模式和形态的变化，再加上细胞集团中的比邻关系性和细胞的配置方式的转换，均影响之后的发育结果。细胞配置和重组中平面极性（planar cell polarity）也是非常很重要的，可以发现很多参与其中的 PCP 通路分子群。神经管闭锁不全的原因之一是 PCP 通路基因缺乏。

2.1.2 中枢神经系统（脑、脊髓等）的区间化

　　神经管中神经系统的个性化，是从区间化（模式结构、区室化）开始的。沿着躯体的前后轴，大脑、间脑、中脑、小脑、脊髓等功能区（由后述的神经前体细胞所构成），划定各自的区间，进行不体现其他区间特性的基因簇的表达。

　　脑发育的这一步骤是封闭的，也就是说，超越区间的前体细胞是无法发生迁移的（和后述的"越境迁移"的神经元迁移相反）。

　　脊髓的功能区保持着细管状，脑部的各区域生长呈膨大状，称为脑泡（大脑和中脑膨大，明显突出）。

　　以下将以大脑泡部分为主要内容，针对其迁移的实际状况进行说明。

2.2 胚胎期脑壁上的迁移

2.2.1 作为迁移的脑始基

a. 脑始基是覆盖液态洼地的壁垒样结构

为针对胚胎期脑始基中各种类型细胞迁移进行解说提供参考，大脑始基的模式如图 2.1 所示。所谓脑室是包围液态洼地（脑脊液所在处）的厚达 $200\mu m$ 的壁样结构。此处将来会发育成为大脑皮质与皮质功能区相邻（图 2.1 中下方）的区域，是将来大脑基底核的始基（隆起处）。大脑皮质始基的壁在外层被脑膜包被，最后又被颅骨覆盖。

此壁意味着最终将完成再现性优越的脑构造。可以说是极为强健的构造，而且扫描电子显微镜照片（图 2.1）给人一种看起来很坚硬的感觉。但是实际上，构成此壁的要素群中没有不能移动的东西，是具有充分的移动性结构。

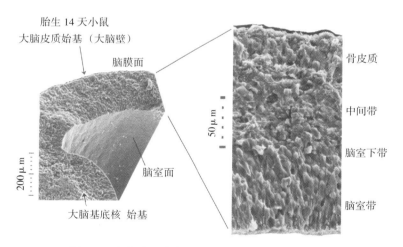

图 2.1 发育过程中大脑壁的电子扫描显微镜照片
胚胎第 14 天的小鼠。从脑室侧（内侧）到脑膜侧（外侧）充满了各种形态的细胞形成的"壁"。

b. 脑始基是含有核的、能够充分移动的形态各异的口袋

电子扫描显微镜照片（图 2.1）上细胞的轮廓全是圆形的。可以发现，细胞的迁移其实都是轮廓为圆形的部分也就是核以及包围核的细胞体部分的迁移。因此，可以说是按圆形、三角形或者砖头样形状进行模式化的细胞移动。但是极为重要的是，在脑始基上进行迁移的细胞实际上并不单纯是圆形的，而是细长的，可以是香肠状或长筒袜状的（细胞质膜形成）袋子样或者是鼓起

的袋子中装有核的口袋形状（图 2.2）。

也就是说，像这样许多不同尺寸、形态的袋状结构成群地竖着、横着或者斜着进行迁移（图 2.2 中的箭头），并充满各处，这才是壁的实际状态。脑始基是凭借移动的要素群，通过很多嘈杂喧闹的移动集合，以柔和的形式进行自我发展和自我充实的组织体。所谓移动即是脑的构造本身。

下面按细胞种类对迁移进行说明。

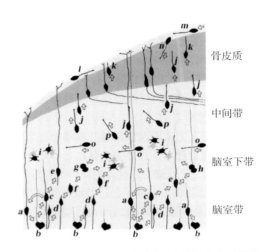

图 2.2　展示构成大脑壁的细胞集落的形态和移动的模式图
基于近几年生物体显像等的结果，大小也尽可能真实地进行描述。箭头在表示细胞移动的同时，也显示了细胞周期和分化等按照细胞种类按时间进行推进的情况，在脑室带中，面向脑室面分裂区的移动和在脑室面产生的子细胞移动方向混杂存在，呈现核重叠多层的"假复层"状态（见图 2.1）。中间带中进行法线方向移动的神经元和进行切线方向移动的神经元共同存在。并且，可以见到已经到达骨皮质的神经元的轴索起点。

2.2.2　神经前体细胞迁移方式之一：保持直立只有核进行迁移的情况

a. 神经前体细胞（干细胞）的细胞周期依存性核迁移（INM）

各个神经前体细胞呈细长形状（就其形态而言，胚生期的前半是神经上皮细胞，中期以后也称放射状胶质）。各自脑室面（也称顶面）和脑膜面（也称基底面）相连接，以集团、束的形式构成壁的主要成分。

神经前体细胞的分裂是在脑室面发生的，这一点是在 19 世纪末期开始基于组织学分析而得知的。1935 年，Sauer 等提出了假说，认为基本过程是从脑室深远部的核迁移到脑室面处发生分裂，而后在脑室面产生的子细胞离开脑室（interkinetic nuclear migration，INM）[1]。1959 年通过应用氚胸腺嘧啶脱氧核苷的脉冲示踪法证实了这个假说 [2, 3]。1995 年初次在生物体内观察到 M 期前的脑室方向的核迁移（图 2.2 从 a 到 b 的箭头）和产生后的子细胞离开脑室的核迁移（图 2.2b、c 和 d 的箭头）[4]。2001 年，进行了不仅是核甚至是前体细胞和子细胞的整体的生物体观察，同时明确了分裂期保持有脑膜侧纤维（前体细胞以细长形态进行分裂）[5, 6]。

由于核迁移以集团形式进行，细胞周期进行情况不同的核群与脑室面距离各种各样，所以在组织水平上呈现为假复层状态 [7]。以假复层的范围作为划分标志，命名为脑室带（ventricularzone）。

b. INM 的机制和意义

在 INM 中，核迁移是通过调控微小管 [8] 和肌动球蛋白 [9] 而实现的。但是关于在哪一细胞周期由何种分子机制作用、不同动物之间的差别、INM 平台大小的差异机制等方面存在争议。最近，小曽户等 [10] 提出，INM 的产生必须要在特定细胞周期进行，并且在 G2 期主动地向脑室方向进行核迁移，在 G1 期核被动地离开脑室。

虽说 INM 的意义尚未完全阐明，但是作为上皮系统整体通用的分析方式可以得到部分理解。在 M 期核迁移到脑室面，在脑室面上存在中心体（存在于纤毛的根部），作为细胞分裂时掌控染色体分离的微小管调控中心。在脑室面积有限的情况下，交替应用此处可为整体效率做出贡献。另外，INM 是否能够决定细胞的命运，这也是今后将要探讨的课题。

INM 是细胞周期运行和上皮极性化之间的纽带，并且是在多细胞水平迁移方面能使其实现秩序化的卓越的组织形成现象 [7]，此现象并不限于脑始基，是极为普遍的现象。对其原理的理解对于干细胞产生适合的细胞或制作人工脑壁 [11, 12] 等都是非常重要的。

2.2.3　神经前体细胞的迁移方式之二：身体整体之旅

上述的脑室面的分裂是依靠呈神经上皮型（或者放射状胶质型）形态的前体细胞而进行的，其细胞产生模式有伴随着持续未分化性（干细胞性）的特征 [5, 6]。

另外，啮齿类胎仔的大脑壁上在非脑室面壁的深部，即下脑室带（subventricular zone，SVZ）中心领域的分裂象在很早以前就已众所周知。但是到了 20 世纪后发现，这种非脑室面分裂对胶质细胞的产生和血管的形成做出了贡献。最近，关于非脑室面分裂有以下几种新的发现。

a. 具有分化倾向的小鼠大脑皮质前体细胞从顶面开始启动

在脑室面产生的子细胞（图 2.2 的 b 和 c 的形态）中存在的某种细胞，不久失去脑室侧突，而向深部迁移（图 2.2e 和 f）。在发育至胚胎中期的啮齿类大脑壁中，子细胞中的大部分失去了未分化性（干细胞的特性），而具有神经元形成的专门的特性[13, 14]（转录因子 Ngn2 和 Tbr2 表达出分化倾向），被称为中间型前体细胞（intermediate progenitor，IP）或者基底前体（basal progenitor，BP）。含 IP/BP 的非脑室面分裂（图 2.2g，h）而来的神经元产生出作为大脑皮质形成的基础，这一点是与哺乳类动物相同的。启动（图 2.2c → e 以及 d → f）的原理方面目前尚未明确。另一方面，通过小鼠的实验得知，这个细胞集落促进抑制性神经元的移动（越境迁移，图 2.2o），由趋化因子信号介导[15]。有组成大脑皮质的纵向（法线方向）成分和横向（切线方向）成分相联合的例子。由 Trb2（别名 Eomesodermin）缺损引起的人小脑多回症（Polymicrogyria）和小脑症（Microcephaly）可以通过此机制进行解释[16]。

b. 人大脑皮质始基中从脑室面启动的前体细胞作为干细胞运行

灵长类动物下脑室带的大小是啮齿类动物的数倍，并不是单纯的面积上的扩大，功能上也有相应的扩展。oSVZ（outer subventricular zone）是啮齿类动物中不存在的结构，已引起人们的关注。Kriegstein 研究团队[17] 和 Huttner 研究团队[18] 各自在 2010 年以人体大脑原基为对象解析的结果显示，在此处发生的分裂虽然在脑膜方向主要是以长纤维形态存在的，但在脑室面却是以分离形态存在的前体细胞（图 2.2e，h）。另外在土拨鼠身上发现了同样的前体细胞，考虑到不止局限于 oSVZ 结构，而是广泛的空间分布，建议统一称其为 bRG（basal radial glial cell）[19, 20]。

由于啮齿类动物在多数情况下可见和脑室面的结合性保证了其未分化性（2.2.2 项中所述的神经上皮、RG 型的前体细胞 a，b，c），其特性提示了灵长类动物是如何实现神经前体细胞分裂的，关于这一点，从进化的角度进行的细胞分子生物学的研究令人期待。

作为启示和线索，2011 年据松崎研究团队[21]、Kriegstein 研究团队[22] 研究结果显示，在啮齿类动物身上很少存在灵长类动物的 oSVZ 前体细胞样细胞。小鼠大脑壁的此细胞集落（oRG 细胞以及 outer VZ progenitors）的形态与在脑膜方向上长纤维状 IP/BP 呈现的一过性形态极为相似（图 2.2e，h）。从脑室面分离的原理（图 2.2c → e），可以分析这种未分化细胞集落，期待能通过各种各样的动物实验进行横向性对比研究。

2.2.4　神经元的迁移

a. 神经元迁移的基本模式：法线方向（放射状）迁移和切线方向迁移

未成熟神经元从产生处迁移。迁移距离和模式依神经元种类的不同而各式各样。常见的两大迁移模式是，沿着脑室－脑膜轴的法线方向（放射状）迁移（radial migration，图 2.2 e，f，i，j，k）和与其相垂直的切线方向迁移（tangential migration 图 2.2 l，m，o）。以下按顺序进行解说。

1）沿法线方向迁移　沿法线方向迁移是 1972 年以来神经元整体迁移的代名词，是沿着大脑壁支柱放射状地迁移[23]。通过 21 世纪以来的显像技术得知，法线方向的迁移方式分为细胞体易位（somal translocation，核潜入达到脑膜附近的长突起，图 2.2 k）、移动（locomotion，先行突起伸长使核进入，图 2.2 j）、多极性迁移（以多极的形态随机进行迁移，图 2.2 i）等[24, 25]。有多种与迁移相关的分子机制，例如 Nudel/Lisl/Dynein 复合体[26]（后述）、DCX[27]、DISCI[28] 等微小管关联分子组，Filamin A[29] 等肌动蛋白关联分子组，cdk5[30] 和 MUK/DLK[31] 等激酶组，Rabll[32] 等膜迁移关联分子组等。

对于细胞"内"分子的理解已取得一些进展，可以判断某些功能性操作实验实施的水平，并可以解决一些问题。对于细胞"外"环境的解析目前尚有较大难度。今后，时间空间分解将有助于功能性实验体系的建立，期待对其进行深入的理解。这些基础性研究作为治疗的基础非常重要（后述）。

2）沿切线方向迁移　沿切线方向迁移对于脑干各个神经核的形成而言发挥着重要作用。在回路形成的各个步骤中，例如轴索投射是否超越正中（交叉性纤维路的成立）等问题，均与这类神经元的迁移有关。也就是说，例如下橄榄核的神经元从脑干原基的右侧向左侧进行切线方向的细胞体迁移，本来是在正中线的前方（右）停止细胞体迁移，由于轴索伸长（越过正中线向左）变为交叉性，slit 或者其受体 robo 缺乏，细胞体的切线方向迁移不在原来的地方终止而是越过了正中线（侵入左方），因此轴索呈现为只向左侧走行的非交叉性表型[33]。

向切线方向迁移具有跨区域的特质，在大脑皮质的形成中具有重要的意义。大脑皮质始基（大脑壁）的神经前体细胞不生成抑制性神经元，而相邻的基底核始基（ganglionic eminence，参见图 2.1）产生的抑制性（GABA 作用性）神经元越境侵入大脑壁（图 2.2 o，m）。也就是说，皮质始基生成的兴奋性神经元和迁移而来的抑制性神经元汇集到此处（皮质）[34]。

已知的相关分子机制有多种，例如抑制性神经元在产生地的反弹（轴索导向因子系）[35] 过程中周围的激励因子（HGF 和 BDNF，NT3 等）[36, 37] 联合辅助迁移等。对于这一系列过程的理解正逐步加深。并且，如前所述的大脑壁的 IP/BP（图 2.2 e，f）产生趋化因子在引入过程中也做出较大贡献 [15, 16]。

b. 皮质的形成

1）大脑皮质　自 1961 年以后，明确了在大脑皮质形成过程中，神经元是何时产生的以及神经元的配置场所 [38]。也就是说，早期产生的神经元在皮质的深部（距离脑膜较远处），晚期产生的神经元在皮质的表层（距脑膜较近处），两者并存（被称为内外模式）。

此配置模式的管理者是分泌性蛋白质颤蛋白（Reelin）。自然发病突变体和里拉小鼠（1951 年发现）缺乏的基因是 1995 年基因克隆的产物 [39]。里拉小鼠的大脑皮质中内外模式混乱。虽说颤蛋白的重要性众所周知，但其具体的功能尚未明确。现已提出有关诱导、抵抗、中止、从放射状纤维中脱离等多种模型。大脑壁产生的主要是 Cajal-Retzius 细胞这一脑膜面下分布的神经元 [40]。这种颤蛋白产生的细胞通过从产生处开始的沿切线方向迁移（Ⅰ）而扩散至脑表面。

目前已知颤蛋白的信号通路分子主要有，超低密度脂蛋白受体 VLDLR、载脂蛋白受体 ApoER2 [41] 以及衔接蛋白 Dab1（disabled homolog1）等 [42, 43]。

内外模式显示，兴奋性神经元（在大脑壁产生）和抑制性神经元（越境迁移而来）两者共存，主要由后者决定的内外配置是参与兴奋性神经元调节的（二次调节现象）[44]。目前对于有关大脑皮质抑制性神经元形成和配置过程（图 2.2p，n）的分子机制还缺乏了解。最近，村上等发现，经过一定随机的“彷徨”期，神经元迁移到了最终目的地 [45]。仲嶋等发现，在此过程中哺乳类动物具有鸟类和爬虫类所不具备的特殊的“迎入”机制 [46]。彷徨期的意义、迎入分子的实际情况等，有待今后进一步探索。

2）小脑皮质　在小脑皮质中普尔基涅细胞并列一排（普尔基涅细胞层），颗粒神经细胞将细胞体（颗粒细胞层）置于深部，并将轴索置于普尔基涅细胞树状突起林立的脑膜面下（分子层）。小脑皮质的形成过程，是由胚胎期普尔基涅细胞迁移聚集于脑膜附近而开始的，迁移后的普尔基涅细胞分泌 Shh(音猬因子）促进脑膜下前体细胞的活动（可产生颗粒神经细胞的分裂），这一发生发展的步骤在小脑皮质回路形成中不可或缺 [47]。在里拉小鼠中，由于普尔基涅细胞在脑膜附近的聚集未完成，因而颗粒神经细胞的产生不足，表现为非常小的小脑。这是迁移对细胞生成产生重大影响的非常著名的例子。

在小脑皮质形成的初期，生物体观察的结果与大脑相比微不足道，一直处于未知的状态。最近终于在胚胎 12~13 天小脑始基中观察到未成熟的普尔基涅细胞，向切线方向进行迁移，之后形成了轴索，逐渐改变突起转换方向，向颤蛋白产生源的方向靠近[48]。关于放射状迁移如何实现、平台迁移的全过程等基础性机制有待进一步探索。

2.3　通过基因和细胞导入治疗的可能性

应用与神经元功能相关的细胞水平和分子水平的研究成果，进行了很多治疗的尝试。下面将介绍分子操作和细胞移植的实例。

2.3.1　通过分子操作实现的治疗

a. 细胞"内"分子的实例：钙蛋白酶抑制剂所致的 LIS1 缺乏的治疗

LIS1 在动力蛋白（dynein）的调控中必不可少，但其缺乏可导致微小管依存性神经元迁移的分子。人的无脑回畸形（lissencephaly）中包含有此分子缺乏的病例。广常等以针对 LIS1 的细胞内分解机制的研究成果为基础，采用针对钙蛋白酶抑制剂和钙蛋白酶的 RNA 干扰法，通过抑制 LIS1 分解，成功调节了培养系以及小鼠胚胎中 LIS1+/– 神经元的迁移[49]。针对 LIS1 的单倍剂量不足，以及针对单倍剂量不足所致疾病的研究线路备受瞩目。

b. 细胞"外"分子的实例：颤蛋白

通过颤蛋白的人为表达可以改变神经元的配置。据 Curran 等的尝试可知，巢基因启动子所致的异位表达，可使里拉小鼠的大脑皮质始基产生的神经元群的行为变为正常的模式，并有助于小脑的普尔基涅细胞的配置[50]。但是，其调控的原理依然不明。仲嶋等通过子宫内电穿孔法实现了向大脑皮质始基内导入颤蛋白基因，在中间带处产生了颤蛋白的浓缩点，围绕此点可观察到内外模式的神经元排列[51]。

另外，根据海马齿状回的切片培养[52]、小脑始基的三维培养[53]、向胚胎期小脑始基的移植[53]等报告可以得出结论：颤蛋白产生细胞可以人为配置，因而可以借此改变神经元的配置。

将这些结论作为参考，期待将来能自由实现细胞外因子的人为调控，然后对皮层形成和回路形成的治疗有所贡献。因此，对发生过程中细胞外分子群作用机制的详细解析不可或缺。

2.3.2　神经元补充的实例

最近，利用各种培养方法制作 ES 细胞来源的具有特异性（领域特异性和传导递质特异性）的神经元的技术不断取得进展[54, 55]。笹井等将制作的普尔基涅细胞移植到胚胎期的小脑始基上，发现其在经过恰当的迁移后整齐地排列于原来的皮层上 [56]。补充变性疾病脱落的神经元作为向前迈进的一大步备受瞩目。迄今为止，向生后的小脑移植普尔基涅细胞尚未实现，期待今后对迁移和皮层形成机制的探索能不断取得进展，提高改善和补充技术的水平，并期待能由基础研究转向临床应用。

在体内器官的形成过程中经常伴有细胞活动。在神经系统组织形成中迁移细胞的种类、迁移的规模、迁移的模式等多样性需要特别记载之处很多，很早以前就吸引了众多的研究人员参与其中。解读形态形成中的奥秘，既具有治疗意义，同时也面临着知识上的巨大挑战。期盼更多年轻学者们的积极参与。

（宫田卓树）

文献

[1] Sauer FC：Mitosis in the neural tube. J Comp Neurol 62：377-405, 1935
[2] Sauer ME, Walker BE：Radiographic study of interkinetic nuclear migration in the neural tube. Proc Soc Exp Biol Med 101：557-600, 1959
[3] Sidman RL, et al：Cell proliferation and migration in the primitive ependymal zone：An autoradiographic study of histogenesis in the nervous system. Exp Neurol 1：322-333, 1959
[4] ChennA, McConnell SK：Cleavage orientation and the asymmetric inheritance of Notch1 immunoreactivity in mammalian neurogenesis. Cell 82：631-641, 1995
[5] Noctor SC, et al：Neurons derived from radial glial cells establish radial units in neocortex. Nature 409：714-720, 2001
[6] Miyata T, et al：Asymmetric inheritance of radial glial fibers by cortical neurons. Neuron 31：727-741, 2001
[7] Miyata T：Development of three-dimensional architecture of the neuroepithelium：Role of pseudostratification and cellular 'community'. Develop Growth Differ 50：S105-S112, 2008
[8] Tsai JW, et al：Kinesin 3 and cytoplasmic dynein mediate interkinetic nuclear migration in neural stem cells. Nat Neurosci 13：1463-1471, 2010
[9] Norden C, et al：Actomyosin is the main driver of interkinetic nuclear migration in the retina. Cell 138：1195-1208, 2009
[10] Kosodo Y, et al：Regulation of interkinetic nuclear migration by cell cycle-coupled active and passive mechanisms in the developing brain. EMBP J 30：1690-1704, 2011
[11] Eiraku M, et al：Self-organized formation of polarized cortical tissues from ESCs and its active manipulation by extrinsic sugnals. Cell Stem Cell 3：19-32, 2008
[12] Eiraku M, et al：Self-organizing optic-cup morphogenesis in three-dimensional culture. Nature 472：51-56, 2011
[13] Noctor SC, et al：Cortical neurons arise in symmetric and asymmetric division zones and migrate through specific phases. Nat Neurosci 7：136-144, 2004
[14] Miyata T, et al：Asymmetric production of surface-dividing and non-surface-dividing cortical progenitor cells. Development 131：3133-3145, 2004
[15] Tiveron M-C, et al：Molecular interaction between projection neuron precursors and invading interneurons via stromal-derived factor 1 （CXCL12）/CXCR4 signaling in the

cortical subventricular zone/intermediate zone. J Neurosci 26：13273-13278, 2006

[16] Sessa A, et al：Tbr2-positive intermediate（basal）neuronal progenitors safeguard cerebral cortex expansion by controlling amplification of pallial glutamatergic neurons and attraction of subpallial GABAergic interneurons. Genes Dev 24：1816-1826, 2010

[17] Hansen DV, et al：Neurogenic radial glia in the outer subventricular zone of human neocortex. Nature 464：554-561, 2010

[18] Fietz SA, et al：OSVZ progenitors of human and ferret neocortex are epithelial-like and expand by integrin signaling. Nat Neurosci 13：690-699, 2010

[19] Kelava I, et al：Abundant occurrence of basal radial glia in the subventricular zone of embryonic neocortex of a lissencephalic primate, the common marmoset Callithrix jacchus. Cereb Cortex 22：469-481, 2012

[20] Garcia-Moreno F, et al：Compartmentalisation of cerebral cortical germinal zones in a lissencephalic primate and gyrencephalic rodent. Cereb Cortex 22：482-492, 2012

[21] Shitamukai A, et al：Oblique radial glial divisions in the developing mouse neocortex induce self-renewing progenitors outside the germinal zone that resemble primate puter subventricular zone progenitors. J Neurosci 31：3683-3695, 2011

[22] Wang X, et al：A new subtype of progenitor cell in the mouse embryonic neocortex. Nat Neurosci 14：555-561, 2011

[23] Rakic P：Mode of cell migration to the superficial layers of fetal monkey neocortex. J Comp Neurol 145：61-83, 1972

[24] Nadarajah B, et al：Two modes of radial migration in early development of the cerebral cortex. Nat Neurosci 4：143-150, 2001

[25] Tabata H, Nakajima K：Multipolar migration：The third mode of radial neuronal migration in the developing cortex. J Neurosci 23：9996-10001, 2003

[26] Hirotsune S, et al：Graded reduction of PafahbLis1 gene activity results in neuronal cell autonomous migration defects and early embryonic lethality. Nat Genet 19：333-339, 1998

[27] Bai J, et al：RNAi reveals Doublecortin is required for radial migration in rat neocortex. Nat Neurosci 6：1277-1283, 2003

[28] Kamiya A, et al：A schizophrenia-associated mutation of DISC1 perturbs cerebral cortical development. Nat Cell Biol 7：1167-1178, 2005

[29] Nagano T, et al：Filamin A-interacting protein（FILIP）regulates cortical cell migration out of the ventricular zone. Nat Cell Biol 4：495-501, 2002

[30] Ohshima T, et al：Targeted disruption of the cyclin-dependent kinase 5 gene results in abnormal corticogenesis, neuronal pathology and perinatal death. Proc Acad Natl Sci U S A 93：11173-11178, 1996

[31] Hirai S, et al：MAPK-upstream protein kinase（MUK）regulates the radial migration of immature neurons in telencephalon of mouse embryo. Development 129：4483-4495, 2002

[32] Kawauchi T, et al：Rab GTPases-dependent endocytic pathways regulate neuronal migration and maturation through N-cadherin trafficking. Neuron 67：588-602, 2010

[33] Di Meglio T, et al：Molecular mechanisms controlling midline crossing by precerebellar neurons. J Neurosci 28：6285-6294, 2008

[34] Marin O, Rubenste in JLR：Cell migration in the forebrain. Annu Rev Neurosci 26：441-483, 2003

[35] Flames H, et al：Short- and long-range attraction of cortical GABAergic interneurons by neuregulin-1. Neuron 44：251-261, 2004

[36] Powell EM, et al：Hepatocyte growth factor/scattering factor is a motogen for

interneurons migrating from the ventral to dorsal telencephalon. Neuron 30 : 79-89, 2001

[37] Polleux F, et al : Control of cortical interneuron migration by neurotrophins and PI3-kinase signaling. Development 129 : 3147-3160, 2002

[38] Angevine JB Jr, Sidman RL : Autoradiographic study of cell migration during histogenesis of cerebral cortex in the mouse. Nature 192 : 766-768, 1961

[39] D'Arcangelo G, et al : A protein related to extracellular matrix proteins deleted in the mouse mutant reeler. Nature 374 : 719-723, 1995

[40] Ogawa M, et al : The reeler gene-associated antigen on Cajal-Retzius neurons is a crucial molecule for laminar organization of cortical neurons. Neuron 14 : 899-912, 1995

[41] Trommsdorff M, et al : Reeler/Disabled-like disruption of neuronal migration in knockout mice lacking the VLDLR receptor and ApoR receptor 2. Cell 97 : 689-701, 1999

[42] Howell BW, et al : Neuronal position in the developing brain is regulated by mouse disabled-a. Nature 389 : 733-737, 1997

[43] Sheldon M, et al : Scrambler and yotari disrucpt the disabled gene and produe a reeler-like phenotype in mice. Nature 389 : 730-733, 1997

[44] Pla R, et al : Layer acquisition by cortical GABAergic interneurons is independent of reelin signaling. J Neurosci 26 : 6924-6934, 2006

[45] Tanaka DH, et al : Random walk behavior of migrating cortical interneurons in the marginal zone : time-lapse analysis in flat-mount cortex. J Neurosci 29 : 1300-1311, 2009

[46] Tanaka DH, et al : Changes in cortical interneuron migration contribute to the evolution of the neocortex. Proc Natl Acad Sci U S A 108 : 8015-8020, 2011

[47] Sotelo C : Cellular and genetic regulation of the development of the cerebellar system. Prog Neurobiol 72 : 295-339, 2004

[48] Miyata T, et al : Migration, early axonogenesis, and Reelin-dependent layer-forming behavior of early/posterior born Purkinje cells in the developing mouse lateral cerebellum. Neural Dev 5 : 23, 2010

[49] Yamada M, et al : Inhibition of calpain increases LIS1 expression and partially rescues in vivo phenotypes in a mouse model for lissencephaly. Nat Med 15 : 1202-1207, 2009

[50] Magdaleno S, et al : Rescue of ataxia and preplate splitting by ectopic expression of Reelin in reeler mice. Neuron 33 : 573-586, 2002

[51] Kubo K, et al : Ectopic Reelin induces neuronal aggregation with a normal birthdate-dependent "inside-out" alignment in the developing neocortex. J Neurosci 30 : 10953-10966, 2010

[52] Zao S, et al : Reelin is a positional signal for the lamination of dentate granule cells. Development 131 : 5117-5125, 2004

[53] Miyata T, et al : Regulation of Purkinje cell alignment by Reelin as revealed with CR-50 antibody. J Neurosci 17 : 3599-3609, 1997

[54] Kawasaki H, et al : Induction of midbrain dorpaminergic neurons from ES cells by stromal cell-derived inducing activity. Neuron 28 : 31-40, 2000

[55] Okada Y, et al : Spatiotempoal recapituration of central nervous system development by murine embryonic stem-cell derived stem/progenitor cells. Stem Cells 26 : 3086-3098, 2008

[56] Muguruma K, et al : Ontogeny-recapiturating generation and tissue integration of ES cell-derived Purkinje cells. Nat Neurosci 13 : 1171-1180, 2010

3. 神经轴索的调节机制

3.1　轴索形成

　　脑神经系统由庞大的神经细胞构成的神经回路组成，人体内遍布的神经回路网的正确配置决定着人的感觉、行动及思考。作为组成神经回路的功能单位，神经细胞具有从其他细胞得到信息的突起（树突）和通过与目的细胞的突触结合进行信息传达的细长突起（轴索）。通常的神经细胞的结构如图 3.1 所示具有从其他细胞获得信息的多个树突，与负责将信息集合于细胞体并传到其他细胞处的一根轴索。形成功能与形态均不同的神经突起是行使其基本功能和信息传达所必需的。

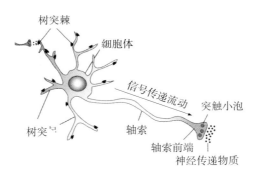

图 3.1　神经细胞形态模式图

神经细胞在树突棘由神经细胞输入信息，由胞体集成。其信息成为活动电位向轴索方向传递，在轴索前端进行信息输出。

　　关于细胞水平上的轴索形成过程，在 1988 年 Banker 等的研究团队通过利用胎鼠的脑组织进行海马神经细胞的分散培养法而加以阐明 [1]。由于海马神经元培养细胞具有一根轴索与数根树突，观察神经细胞的发生过程非常方便，现在还被众多的研究人员所使用。此海马神经细胞的培养过程如图 3.2 所示大致分为 5 个阶段。对从海马取出的细胞进行培养，附着在培养皿之后，细胞近缘形成板状伪足（lamellipodia）（阶段 1）。开始培养 12h 左右从细胞体伸出 4~5 根短的未成熟的神经突起（阶段 2）。在此阶段的神经突起在形态、蛋白质组成、伸长速度方面几乎是相同的。而且培养 24~36h 后，在不能互相区别的神经突起之中的一根会急速伸长，具有轴索的性质（阶段 3）。培养 5~7 天后，轴索之外残留的神经突起伸长获得树突的性质（阶段 4）。在阶段 5 中轴索与树突变得更加成熟，形成神经细胞间的突触。此模型在确立的同时，关于轴索形成的研究也得到了发展。在这一方面另一个重要的发现就是 2001 年笔者研究团队的报告。CRMP-2（collapsin response mediator protein2）是在发生时期的脑中高度表达的蛋白质，在轴索导向因子的下游行使功能，由于在神经细胞内出现过表达，发现了通常不被认可的具有数根轴索的细胞 [2]（图 3.3）。此报告最初报道了单独分子调节轴索形成的研究结果。以此为依据对于轴索的研究取得了显著的进展，同时对于调节神经细胞轴索形成的分子机构的研究也得到了飞跃性进展 [3-5]。

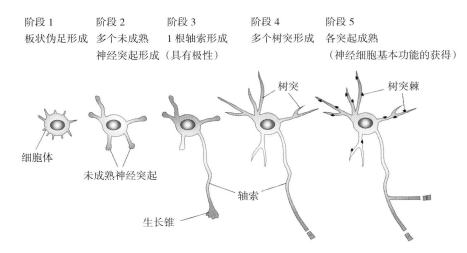

| 阶段 1 | 阶段 2 | 阶段 3 | 阶段 4 | 阶段 5 |
| 板状伪足形成 | 多个未成熟神经突起形成 | 1 根轴索形成（具有极性） | 多个树突形成 | 各突起成熟（神经细胞基本功能的获得） |

树突

树突棘

细胞体

未成熟神经突起

轴索

生长锥

图 3.2   培养海马神经细胞的极性形成过程（根据文献 4 修改）

培养海马神经细胞的极性形成过程分 5 个阶段。阶段 1：培养开始后 6h。阶段 2：培养开始后 12h 左右。阶段 3：培养开始后 24~36h。阶段 4：培养开始后 5~7 天。阶段 5：培养开始后 7 天以后。

在本章，将结合调节神经细胞轴索形成的分子结构，介绍在细胞内外表达的各种功能分子，以便对现在已经阐明的事实进行概述，并对生物体内轴索的形成过程进行阐述。

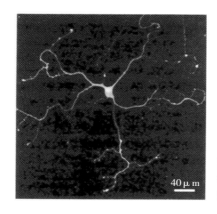

图 3.3　形成多个轴索的神经细胞（参照卷首插图 1）
在培养大鼠海马神经细胞中使极性干预分子 CRMP–2 过表
达，10 天后进行免疫荧光染色操作。

3.2　轴索的结构与运动

　　正在伸长的轴索前端具有名为生长锥（grown cone）的扇形结构体。生长锥是为了确保伸长的动力所必需的结构体，同时还具有感知细胞外的诱导或抑制性因子的作用，并及时通过改变自身的运动能来选择正确的路径。到达目标的生长锥与靶细胞的突触结合，并在突触前进行最终的变换。实际上在生物体内，为了将轴索诱导至正确的位置，诱导因子（attratirecue）与抑制因子（repulsivecue）被巧妙地分泌和配置，从而形成周密且正确的神经回路。这样，局部的刺激使得轴索伸长并投射到正确的位置，通过构建复杂的神经回路来产生脑的高级功能 [6]。图 3.4 表示轴索的伸长诱导与引导结构。

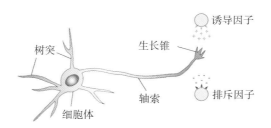

图 3.4　轴索诱导机制的模式图
新发生的神经细胞轴索伸长，并向目标场所投射。此时服从生物体内存在的诱引因子、排斥因子的诱导，将轴索投射到正确部位。

　　基于二次元基质的生长锥的组成如图 3.5 所示，从形态上可大致分为边缘区域（peripheral domain）与中心区域（central domain），边缘区域与中心区域之间存在着过渡带（transition zone）[7, 8]。边缘区域相对较扁平，由排列成放射状的如细手指般结构的线状伪足（filopodia）和之间如鸭蹼般薄片状结构体的板状伪足组成。边缘区域几乎都由运动性较强的肌动蛋白纤维构成，一部分也存在运动性微管末端。中心区域细胞骨架的大部分是微管，但也存在着相对较稳定的肌动蛋白纤维[7]。另外，中心区域与边缘区域相比较厚，具有以线粒体和内质网为主的细胞器，胞膜小泡存在，可以协助生长锥的运动[9, 10]。

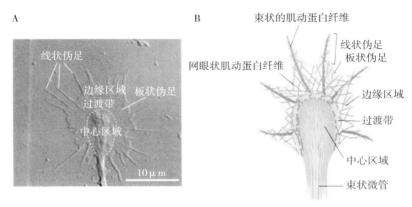

图 3.5　生长锥的形态（根据文献 81 和文献 10 修改）

A：鸡胚胎脊髓后根神经节细胞的生长锥的干涉显微影像。伸长中的生长锥在外侧形成针状的线状伪足，其间为板状伪足，并且从外侧起，分成边缘区域、过渡带、中心区域。

B：生长锥的细胞骨架模式图。生长锥由束状的肌动蛋白纤维、网眼状的肌动蛋白纤维和微管形成。

　　神经突起伸长时生长锥会进行积极的运动。此时，边缘区域通过肌动蛋白纤维的重合－去重合进行快速的迁移。同时，在中心区域胞膜小泡与细胞膜融合进行膜的补充，来应对细胞容量的变化[11]。这样，对于轴索伸长所必要的生长锥的运动通过细胞骨架的肌动蛋白纤维与微管来起到关键性调节作用。

3.2.1　肌动蛋白纤维

　　肌动蛋白纤维是构成生长锥的主要细胞骨架蛋白质，构成边缘区域的线状伪足与板状伪足。特别是在生长锥的线状伪足中发生急速的肌动蛋白重合，从而产生伸长的驱动力。将单体肌动蛋白在电子显微镜下进行观察发现几乎都是球形，因此称为 G 肌动蛋白（globular action）。在试管内 K⁺、Mg²⁺ 这样随处可见的游离离子普遍存在，与 G 肌动蛋白结合。其结果是，形成了两根如念珠般扭曲的 F 肌动蛋白（filamen tous actin）。离子强度下降时，F 肌动蛋白解离再次变为 G 肌动蛋白。这种可逆的反应称为 G–F 变换[12]。F 肌动蛋白在细胞内形成同一方向排列的具有极性的纤维。存在于周边部的肌动蛋白纤维，从已发生聚合的正极端作为生长锥的起始端侧，到已发生去聚合的负极端为中心侧有规律地排列着。

　　生物体内肌动蛋白的二次编程由众多蛋白严密地调节。其中担当着中心作用的是低分子量蛋白质 Rho 家族。Cdc42、Rac 与 Rho 主要诱导轴索的生长锥与肌动蛋白聚合，调节线状伪足与板状伪足的形成[13-15]。并且，G 肌动蛋白自身也具备聚合的性质，但在与纤维蛋白端结合的帽状蛋白（capping protein）的严密控制下能够防止自行聚合。为了开始新的聚合使正极端露出的方法有3 种：①去除帽状蛋白。②切断现存的肌动蛋白纤维。③形成新的聚合体。PIP2 等信号分子在去除帽状蛋白方面发挥作用。丝切蛋白（Cofilin）作为切断肌动蛋白纤维的解聚因子参与肌动蛋白骨架的重塑[16]。丝切蛋白在 LIM 激酶（LIMK）作用下被磷酸化而失去活性，在酶作用下去磷酸化而再次活化[17-19]。丝切蛋白通过切断肌动蛋白纤维来露出可以聚合的正极端。解聚的 G 肌动蛋白在抑制蛋白（profilin）的作用下使 ADP 变为 ATP，可以再次聚合。Arp2/3 复合体作为形成新的聚合体的蛋白质而为人所知。Cdc42/Rac 作为 Arp2/3 复合体的活化因子，活化下游的 WASP（Wiskott-Aldrich syndrome protein）/WAVE（WASP family verprolin homologous protein）等蛋白质而发挥作用，并可以调节肌动蛋白的聚合。而且，Arp2/3 复合体在生成肌动蛋白聚合体之外可以形成分支的纤维，此结构体可以支撑细胞膜，在突起伸长方面有着重要的作用。此肌动蛋白的分支是形成板状伪足的网眼状肌动蛋白纤维所必不可少的因子（图 3.5）[15, 20]。在肌动蛋白纤维形成中 Rho 激酶、mDia 等靶蛋白也发挥着重要的作用。Rho 激酶使 LIM 激酶活化。与此伴随的肌动蛋白的解聚、肌动蛋白纤维的切断抑制可以促进新的聚合及纤维的形成[17, 21, 22]。mDia 通过与肌动蛋白结合、抑制蛋白结合来促进肌动蛋白的聚合[23]。总之，在 Rho 下游，通过 Rho 激酶与 mDia 平衡的强化而进行着肌动蛋白纤维的二次编程。在以上机制的作用下，由在生长锥中以低分子量蛋白质 Rho 家族为中心的肌动蛋白进行着动态调节，提供向前方的迁移（轴索伸长）的强大的牵引力。

3.2.2　微管

　　微管是微管蛋白（tubulin）二聚体的聚合体，与肌动蛋白纤维一同形成细胞骨架。从细胞体至生长锥的轴索内部具有多根微管形成束状密集排列，构建轴索的骨架。在生长锥中心区域的微管呈伞柄状弯曲，少数微管在边缘区域呈放射状扩散（图 3.5）。微管不仅作为细胞骨架行使功能，还作为细胞内输送物质的驱动蛋白（kinesin）等马达蛋白的轨道行使功能，担负着各种分子输送的功能[24]（参见 3.5 节）。还与细胞内细胞器的内部联系相关。微管的局部结构、动态调节在轴索的伸长方面发挥着重要的作用。那么微管本身究竟如何进行调节呢？

微管也像肌动蛋白纤维一样具有极性，轴索内的微管胞体侧为负极端，面向生长锥为正极端，按此规律呈规则整齐排列。在生长锥的微管使其形态发生变化，重复着伸缩的过程使其缓慢延长[9, 25]。也就是说，通过在后面使微管聚合部位向前支撑可以促进突起的伸长。微管蛋白属于鸟嘌呤核苷酸结合蛋白质，生物体内存在 GTP 结合型和 GDP 结合型。伸长的正极端 GTP 结合型微管蛋白不断地发生聚合。GTP 的水化反应仅发生在微管蛋白聚合之后。因此，伸长中的微管正极端具有 GTP 帽状结构的 GTP- 微管蛋白层。帽状结构存在期间微管的结构得到维持，通过持续添加新的 GTP- 微管蛋白来维持聚合反应的进行。但是，如果水化反应的速度大于聚合反应的速度，帽状结构就会消失。之后 GDP- 微管蛋白的正极端会露出，去聚合反应开始。

有报道表明，含有微管正极端集合因子的微管结合蛋白质（microtubulin-asso-ciated proteins，MAPs）调节微管的聚合、破坏，并与轴索的伸长相关。例如 CRMP-2 与微管蛋白二聚体结合形成复合体从而促进微管的聚合[26, 27]。另外，磷蛋白（stathmin）/SCG10 通过与微管蛋白结合捕获结合能，结果促进了微管的破坏[28]。并且，磷蛋白本身具有 GTP 水解活性，可以使微管末端帽状结构丧失功能从而诱导微管的破坏[29]。JNK1（C-Jun N-terminal protein kinasel）通过使 SCG10 磷酸化来调节轴索的形成与细胞游走的速度[30, 31]。而且与微管正极端结合的微管正极端集合因子在伸长的微管前端特异性集合，介导着稳定化及与细胞膜、肌动蛋白纤维等特定蛋白质的结合。目前为止，已发现可调节微管动态及方向的微管正极端集合因子的 CLIP170（cytoplasmlc linker protein170）、EB1（end-binding protein1）、CLASP（CLIP-associating proteln）、APC（adenomatoas polyposis coli）等，其作用是调节生长锥的高运动性[25, 32]。

3.2.3　肌动蛋白纤维与微管的相互作用

如上所述，生长锥主要的骨架分子是肌动蛋白纤维与微管。轴索的伸长需要集合两者的高运动能将其变换为向前的动力。因此协调的相互调节机制是不可缺少的[33]。目前为止，将肌动蛋白纤维与微管作为桥架分子，发现了 Shot、Dpod-1（Drosophilapod-1）等多个功能性分子。在果蝇中 Shot 的缺损可以导致轴索的伸长异常[34]。有报告显示，在 Dpod-1 缺损或过度表达的个体中轴索的伸长得到维持，但其走行产生紊乱^[35]。作为活性型 Cdc42/Rac 的靶蛋白，IQGAP1（IQ motif-containing GTP ase-actirating protein1）也是通过与微管正极端集合因子 CLIP170、APC 的结合在特定的肌动蛋白纤维上捕捉微管的^[36, 37]。最近，有报告发现了微管 Rho 家族蛋白质的活性化结构。例如，在微管正极端集合因子 APC 的作用下 Rac 活化^[38]，或者微管结合蛋白质 MAP1B 与 Rac 的鸟氨酸核苷酸交换因子（guanine nucleotide exchange factor，GEF）Tiam1（T lymphoma inrasionand metastasis-inducing proteln1）在微管上结合，使抑制蛋白发生 Rac 活化，进而调节肌动蛋白的聚合^[39]。像这样在正确的时间、空间的秩序下通过低分子量蛋白质 Rho 家族、肌动蛋白纤维与微管三者协调地行使功能，对于生长锥产生高运动能十分重要。

3.3　轴索的形成因子

为了在生物体内形成准确的神经回路，有必要诱导轴索在正确的位置形成，并准确地到达轴索的目的细胞。根据目前经验，对于神经细胞轴索的形成，需要各种各样的细胞外因子信号传导到细胞内。诱导轴索形成的细胞外因子分为神经营养因子等细胞外液因子与层粘连蛋白等细胞黏附分子。在此，按照细胞外液因子与细胞黏附因子的顺序分别进行说明。

3.3.1　细胞外液因子（神经营养因子、Wnt、IGF-1、TGF-β、颤蛋白）

目前已知的神经营养因子有 NGF（nerve grown facton）、BDNF（brain-derived neurotrophic factor）、NT-3（neuro trophin-3） 和 NT-4（neuro trophin-4）4 种。相应的受体有 NGF/TrkA、BDNF/TrkB、NT-3/TrkC、NT-4/TrkB，以及可以与所有神经营养因子结合的低亲和性神经营养因子受体——p75NTR（p75neuro trophin receptor）^[40, 41]。神经营养因子的发现历史很长，自 20 世纪 70 年代后半期就明确了其与神经细胞的生存相关及具有感促进轴索伸长的作用^[42]。最近通过利用抑制剂、中和抗体的研究，已证实神经营养因子与神经细胞轴索形成相关^[43-45]。关于具体的神经营养因子诱导的细胞内信号传导通路将在 3.4 节进行讲述。

Wnt 是分子量约 4 万的分泌性糖蛋白，从果蝇到哺乳动物，在许多不同物种中存在，调控着初期发生、形态形成以及出生后细胞的增殖、分化、运动等^[46]。Wnt 这一名称由于其与果蝇的分节基因 Wg（Wing less）和小鼠乳腺病毒诱导基因 int-1 相类似而得名。Wnt 可以作用于细胞，现将被激活的细胞内信号传导通路称作 Wnt 信号通路，信号通路至少可以分为：① β 调节基因表

达的 β-连环蛋白通路。②调节细胞平面内极性的平面内细胞极性通路。③促进细胞内钙导向的钙通路[47, 48]。最近有报告称，Wnt 家族之一的 Wnt5a 调节极性调节因子 Par 复合体进而调节轴索的形成[49]。而且，Wnt5a 伴随着钙水平的上升诱导钙依赖蛋白活化从而诱导轴索伸长[50]。另外，Wnt5a 介导 IP3 作用，使其水平上升，介导 CaMKII（calcium/calmodulin-dependent proteln Kinase Ⅱ）的活化参与轴索的伸长[51]。

胰岛素样生长因子（insulin-like grown factor，IGF）是与胰岛素序列高度相似的多肽。在细胞培养中与胰岛素具有同样的诱发有丝分裂反应的作用。IGF-1 与 IGF-1 受体进行结合后发生活化，而且可以与胰岛素受体进行较弱的结合。IGF 与神经细胞突触伸长有关，在下游通过诱导 PI3 激酶（PI3K）与 Cdc42 的活性化从而诱导轴索的形成[52]。

转化生长因子 β（transfor-ming growth factor bata，TGF-β）调节细胞的增殖与分化，是促进细胞凋亡的细胞因子之一[53]。最近利用基因敲除小鼠进行的一系列实验可知，通过使 TGF-β 缺陷可以阻碍轴索的形成。通过 TGF-β 活化的 TGF-β 受体可以使 Par6 磷酸化。Par6 磷酸化可以使 RhoA 的泛素连接酶（E3）Smurf1（Smad ubiquitin regulatory factor1）出现局部变化。由此 TGF-β 就介导了 Par 复合体的 Smurf1 局部变化，从而利用 RhoA 的泛素蛋白酶体系统（ubiquitin protea some，UPS）诱导其分解，进而参与了轴索的形成[54, 55]。

颤蛋白是里拉小鼠致病基因的关键性蛋白质[56]。里拉小鼠是伴有步行障碍的自然发生的突变体小鼠，因其特征性的步行而命名为里拉（千鸟足）小鼠。里拉小鼠表现为各种运动功能障碍，在研究了该变异小鼠的脑部后发现，里拉小鼠大脑皮质、小脑等的层形成存在异常[57]。颤蛋白通过与受体 VLDLR（very low density lipoprotein receptor）和 ApoER2（apolipoprotein E receptor2）的结合使得 Dab1（Disabled1）活化。有报告显示，颤蛋白诱导其下游的 PI3 激酶/AKT 的活化，可以介导 mTOR 参与树突的伸长[58]。颤蛋白可以诱导 Cdc42 活化，提高正在伸长的生长锥细胞骨架的运动功能，从而参与突起的伸长[59]。在生物体内颤蛋白的分泌处在大脑皮质表面附近，有报告显示其参与轴索形成，也参与细胞移动和树突形成等。

3.3.2　细胞黏附因子（层粘连蛋白，L1）

在生物体内，不仅是由细胞分泌的液态因子，而且由细胞间连接发生的信号也在轴索形成方面担负着重要的作用。利用培养海马神经细胞的实验可知，通过培养皿内涂抹层粘连蛋白可以促进轴索的形成，轴索可以得到伸

长 [60, 61]，同时，将涂抹的层粘连蛋白与神经突起连接后，在连接部位可以看到存在着 PI3 激酶的浓缩 [62]，而且可以发现整合素与层粘连蛋白结合并活化，介导细胞内的 PI3 激酶上游分子 FAK（focal adhesio kinase）等的活化以及轴索伸长相关的信号向细胞内传导 [63]。总之，层粘连蛋白通过整合素使得 PI3 激酶活化，参与轴索形成。

免疫蛋白超级家族之一的 L1 也与层粘连蛋白具有相同的作用，可以协助细胞内信号传导，从而参与轴索形成及轴索的伸长 [64]。

生长锥的肌动蛋白纤维通过肌球蛋白马达的作用以一定的速度向后方迁移。此时，肌动纤维与 L1 类黏附分子和结构分子相结合。结构分子可以将肌动纤维向后方迁移时发生的牵引力高效地传达至黏附分子，成为了生长锥向前方的推动力。之后，黏附分子向肌动纤维的后方迁移，被转运至生长锥的中心部。因此，为了维持生长锥恒定地向前迁移，有必要与转运来的黏附分子脱黏附，再次运送至生长锥的前端进行再利用。L1 通过网格蛋白依存性胞饮作用被摄取至膜小胞内，通过微管上的指令送至生长锥前端，再次插入基质膜内 [65,66]。如图 3.6 所示，L1 与胞饮作用相关分子 Numb 和 CRMP-2 进行结合 [67]。整合素的胞饮作用也与 Numb 相关 [68]。最近，确定了由生长锥迁移而产生的肌动纤维 –L1 间作为黏附分子的 Shootin1 [69,70]。黏附分子向细胞内进行信号传达，对于产生生长锥向前方的推动力发挥了重要的作用。

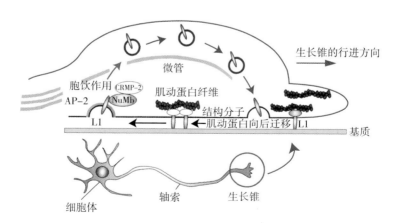

图 3.6   生长锥前进运动的分子机制

向后方迁移的肌动蛋白纤维介导黏附分子，与黏附分子之一的 L1 相结合。此黏附分子与肌动蛋白纤维形成坚固的结合成为生长锥向前方迁移的推动力。通过肌动蛋白纤维向后方迁移，生长锥向后方迁移时 L1 从基质中脱黏附，在 AP-2 复合体与 Numb/CRMP-2 作用下被摄取至细胞内。之后，通过微管依赖性顺行性膜转运到前端得到再利用。这一系列的运动连续性进行，从而使生长锥向前方推进。

3.4 细胞内与轴索诱导相关的分子

　　最近应用培养的海马神经细胞所进行的研究，阐明了许多与轴索形成有关的分子结构。此节将对其关键性内容进行讲述。图 3.7 表示细胞内信号传导通路的模式图。

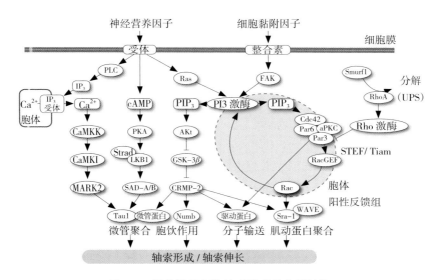

图 3.7 调节神经细胞轴索形成的分子结构

图中显示了目前所知的主要分子结构的模式图。在神经营养因子、细胞黏附因子的下游，以 PI3 激酶为首，各种各样的信号传导通路得到了活化。PI3 激酶与 Cdc42、Rac 之间存在着"阳性反馈组"。另一方面，在 PI3 激酶的下游 Akt 得到活化。GSK–3β 在 Akt 作用下磷酸化从而非活化。其结果是，活化型非磷酸化型 CRMP-2 得到增加。活化型 CRMP-2 在促进微管聚合的同时，促进黏附分子的再利用和肌动蛋白纤维聚合。泛素连接酶 Smurf1 利用 RhoA 的泛素蛋白酶体系统诱导其分解，从而阻碍 Rho 激酶的活化。此外还存在介导神经营养因子的下游 cAMP/PKA/LKB1 通路、PLC/Ca2+ /CaMKI 通路对微管聚合进行调节，促进轴索形成和伸长。

3.4.1 Par 复合体

　　Par（partition–defective）蛋白质家族，是线虫初期发生胚胎的极性形成以及不对称分裂的必备因子[71]。之后发现，从果蝇到脊椎动物，在各个物种 Par 都与细胞极性调节相关，在极性轴的确定、细胞连接装置的构建、膜结构域的形成、分裂轴的确定、物质输送等极性形成不可缺少的各种情况下都发挥着重要的功能。在生物体内主要形成 Par3/Par6/aPKC 三聚体行使功能。Par 复合体的活化由 PI3 激酶进行诱导，通过 TGF-β 受体有助于 Par6 的磷酸化 [55, 72, 73]。同时，如图 3.7 所示，Par 复合体介导从 Cdc42 至 RacGEF 的 STEF/Tiam1 参与 Rac 的活化 [73]。而且，Rho 激酶通过将 Par3 磷酸化，阻碍了与 Par6/aPKC 形成复合体，从而阻碍了从 Cdc42 至 Rac 的活化通路 [74]。Rac 再次将 PI3 激酶进行活化 [75]。并且，Par 复合体通过驱动蛋白 -2 主动地从胞体运送至轴索前端 [76]。由此 Par 复合体在轴索前端得到浓缩，将 PI3 作为起点介导阳性反馈组使轴索伸长得到了诱导 [4, 73]。

3.4.2　LKB1

LKB1（serine-threonine lirer KineseB1）是 Par 蛋白质家族之一，在线虫内作为 Par4 众所周知。此蛋白质具有丝氨酸 - 苏氨酸激酶活性，是宫颈癌等非活性化抑癌因子之一 [77]。据目前的报告显示，LKB1 将 AMPK（AMP-actirated protein kinase）磷酸化使其活化 [77]。神经营养因子使得细胞内的 cAMP 含量增加使 PKA 活化。而且活化的 PKA 将 LKB1 磷酸化，向其下游进行信号传导 [44, 78]。LKB1 诱导其下游分子 SAD 进行活化，并将 Tau 磷酸化，从而对微管进行调节 [79]。最近 Poo 等的研究团队报告显示，cAMP 的上升可以诱导轴索形成 [80]。cAMP 使 LKB1 活化，cGMP 抑制 LKB1 活化，通过调节 cAMP 与 cGMP 的平衡，对以后形成的树突、轴索非常重要。

3.4.3　CaMKK

在生物体内钙作为第二信使而发挥作用，钙浓度的变化关系到包含轴索在内的广泛的细胞应答 [81-83]。最近笔者等对通过钙进行活化的激酶之一 CaMKK（calcium/calmodulin-dependent kinasekinase）在神经细胞轴索形成方面的作用进行了研究 [45]。神经细胞的局部神经营养因子刺激诱导了局部 PLC（phospho lipase C）活化和 IP3 的产生。IP3 诱导从小胞体流出钙离子，使局部细胞质内钙离子浓度上升，钙离子介导钙调节蛋白诱导 CaMKK 活化，从而促进轴索形成。现已证实，抑制性神经传导物质 GABA（γ-amino butyric acid）同样也具有诱导 CaMKK 活化的作用。在多个因子的作用下，可以对 CaMKK 的活化进行调节 [84]。CaMKK 可以使其下游分子 LIM 激酶和 CaMKI 等活化 [82]。CaMKI 还可以诱导 MARK2（rnicrotubule affinit y-regulatlng kinase2）活化，从而对微管聚合进行调节 [85]。

3.4.4　Rap1

Ras 超级家族 GTP 结合蛋白 Rap1（Ras-proximate-1）在包括细胞连接在内的各种各样的刺激下变为活化型。根据应用上皮细胞的一系列研究表明，

Rap1 与整合素、肌动蛋白纤维等细胞骨架在调节方面有着密切的关联 [86]。由此可见，来源于细胞连接的刺激可以调节细胞骨架。在神经细胞中，Rap1B 对于 Par 复合体、Cdc42 的作用十分必要 [87]。通过 Rap1B 的过度表达轴索得以形成，引起 Par 复合体的变化。介导 mTOR 的 PI3 激酶的活化与泛素连接酶 Smurf2 和 Rap1B 的表达调节有关 [88]。Rap1B 在细胞外环境下表达量及其活性会有微妙的变化，通过 Par 复合体的变化，在肌动蛋白的动力学作用下调节神经细胞的极性形成。

3.4.5　CRMP-2

在培养的海马神经细胞中，CRMP-2 在轴索的远端以浓缩状态存在。CRMP-2 过度表达后轴索的伸长会得到促进，形成多根轴索。可以将 CRMP-2 的 C 端作为显性负调节结构使其变异体表达，或者通过 RNAi 来对 CRMP-2 的表达进行抑制来阻碍轴索的形成。这些结果都表示，CRMP-2 具有决定轴索命运的重要功能 [2]。CRMP-2 还可以与微管构成分子的微管蛋白二聚体结合，促进微管聚合。而且，CRMP-2 还可以与向微管上移动的马达分子驱动蛋白结合，作为受体将含有微管蛋白二聚体、Sra-1/WAVE 复合体、Trk 受体的小胞从胞体运送至轴索前端 [89-91]。

CRMP-2 的 C 末端存在着包含丝氨酸、苏氨酸的结构域，此结构域对 CRMP-2 的活性产生影响。在轴索导向因子引起的生长锥破坏中，含有 Rho 激酶作用下的 CRMP-2 磷酸化 [92, 93]。CRMP-2 在 GSK-3β（Glycogen synthase kinase3beta）的作用下磷酸化而失活，与微管蛋白二聚体的结合能力下降，伸长的轴索中存在着许多非磷酸化型 CRMP-2。其结果就是，GSK-3β 通过 CRMP-2 的磷酸化作用调节了神经极性 [43]。也就是说，在神经细胞的极性形成方面，从 PI3 激酶到 Akt、GSK-3β、CRMP-2 的信号传导通路有着重要的作用。

3.5　轴索内运输

细胞内存在许多蛋白质，分别在各自特定的部位行使功能，从而使得细胞可以具有各种功能。因此向特定的位置运送蛋白质极为重要。有时神经细胞会形成超过 1m 的轴索。在这种长轴索的维持和突触形成方面，胞体在完成合成之后，有必要将各种各样的膜器官、蛋白质复合体运送至轴索前端。主要是作为马达分子的动力蛋白（dynein）和驱动蛋白与微管依赖性轴索内运输相关。动力蛋白是与具有 ATP 酶活性的微管相作用的一群蛋白质复合体。动力蛋白是向微管负极方向移动的马达分子，负责在轴索内向细胞体的逆行运输[94]。另一方面，驱动蛋白还具有一边进行 ATP 水解，一边沿着微管进行运动的性质，具有向微管的正极端移动的功能。特别是在神经细胞的轴索中发挥着从胞体向轴索前端输送物质的重要作用。驱动蛋白超级家族的分子结构多样，具有代表性的是驱动蛋白。其中驱动蛋白 −1 是由分子量约 12 万的 2 条重链和分子量约 6 万的 2 条轻链组成的四聚体。重链由马达结构域、颈部和与轻链连接的尾部组成。N 末端的马达结构域进行 ATP 水解，并与微管结合。颈部具有锁状结构，由 2 条重链互相绞索形成此结构域。尾部通过轻链与各种物质（蛋白质复合体、小胞、细胞内小器官等）结合。目前，与微管依赖性轴索运输相关的 KIFs 已进行克隆，在人与小鼠中已经发现了 45 个 KIF 基因群[24, 95]。

　　目前为止，与细胞内运输相关的这些分子已经显示出其重要性，关于其作用机制还有许多不明之处。最近，在几个研究团队的共同研究下轴索内运输的详细情况及其重要性已经得到阐明。与神经细胞的极性形成相关分子 CRMP−2 可以与驱动蛋白 −1 的轻链结合，将各种各样的分子进行选择性运输[90]。CRMP−2 可以选择运输物（cargo）与马达分子驱动蛋白 −1 进行结合作为运输物受体（cargo adaptor）行使功能。图 3.8 是表示 CRMP−2 与驱动蛋白 −1 在轴索内运输结构的模式图。目前已知的由 CRMP−2 输送的分子，包括与微管蛋白二聚体、肌动蛋白聚合相关的 Sra−1/WAVE1 复合体等[89, 90]。而且，最近发现了与 CRMP−2 相互作用的低分子量 GTP 酶 Rab27 效应分子 Slp1（synaptotagmin−like protein 1）[96]。Slp1 与活化型 Rab27 结合，同时与神经营养因子受体 TrkB 结合。含有 TrkB 的运输小胞将 Rab27/Slp1/CRMP−2/驱动蛋白 −1 复合体选择性运输至轴索前端。并且，在 GSK−3β 的作用下 CRMP−2 磷酸化后含有 CRMP−2 的复合体与驱动蛋白 −1 的结合得到分离，从而通过磷酸化调节驱动蛋白的分离过程。除 CRMP 之外，JIP、NUDC、Par3、DISC1 也作为转运受体行使功能，ApoER2、动力蛋白 /Lis1/ 微管复合体、Par 复合体、Lis1/NDEL1（Nuclear distribution element−like1）、Grb2（Growth factor receptor−bound protein2）也与选择性运输有关[76, 97-100]。除磷酸化外，最近还发现，在 GTP 酶活化蛋白质（GTPase activating protein，GAP）作用下，GTP 向 GDP 转换伴随着钙离子上升，对激酶的活化与运输物的分离进行调节[96, 101]。关于最新的发现可参见总论的相关说明[102]。

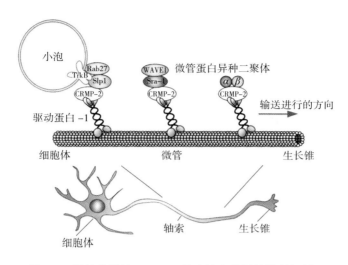

图 3.8　运输物受体 CRMP-2 的小泡和分子的输送机制
马达分子驱动蛋白家族具有一边进行 ATP 水解，一边沿着微管进行运动的性质，在细胞内物质输送方面发挥重要作用。CRMP-2 作为连接驱动蛋白 –1 和运输物质的运输物受体行使功能，将含有微管蛋白异种二聚体、Sra-1/WAVE1 复合体、TrKB 的小泡选择性地输送到轴索前端。这些选择性输送在轴索的伸长与形态维持上非常重要。

3.6　轴索起始段

　　神经细胞为了应对外界的影响，通过改变突触结合及传导效率来调节神经细胞之间的信息传递（活动电位）。此性质表现为神经的可塑性，与神经回路的形成、维持，以及学习和记忆相关。传递至其他神经细胞时必要的活动电位在位于轴索根部的轴索起始段（axon initial segment，AIS）发生。活动电位多存在于位于轴索起始段的离子通道内，在此部位离子为了流入细胞内而发生电位变化。轴索起始段作为活动电位的发生部位，可以最有效地调节神经活动[103]。有报告显示，在此部位与神经可塑性相关的神经细胞活动具有重要功能[104, 105]。轴索起始段是由支架蛋白质锚蛋白 G、β Ⅳ – 血影蛋白、肌动蛋白纤维和离子通道等组成的结构体。在培养的海马神经细胞中，在培养后2~3 天轴索形成，在 5 天之后，轴索起始段开始形成[106]。目前研究证实，锚蛋白 G 是轴索与树突形成后的神经细胞轴索起始段形成所必需的物质，如果缺乏，轴索将会变成树突[107]。在锚蛋白 G 基因敲除小鼠中，在原本存在轴索的地方形成了具有树突样刺状的突起[108]。这些结果显示，轴索起始段在轴索形成后的轴索维持方面具有重要的作用。而且，由于轴索起始段与驱动蛋白选择性运输相关，此部位作为滤过装置行使功能，可以提高轴索运输分子的选择性[106]。

3.7　生物体内轴索形成的结构

最近，利用子宫内选择性基因导入法（向子宫内胚胎的基因导入法），神经细胞的可视化技术得到发展，使在生物体内对细胞迁移、轴索形成进行观察成为可能。特别是在观察轴索形成方面，为了观察到明确的形态变化，使用大脑皮质神经细胞已成为主流。

大脑皮质神经细胞如图 3.9 所示，存在于最内侧的脑室带（sub ventricalar zone，SVZ）。在此部位，神经前体细胞在重复着旺盛的分裂。在稍靠脑膜面一侧存在脑室下带（sub ventricalar zone，SVZ）与中间带（intermediate zone，IZ）。中间带是到达较早的形成皮质板（cortical plate，CP）的神经细胞轴索的通道，也是之后生成的大脑皮质神经细胞轴索的通过部位。无论哪条轴索都与脑膜面平行延伸。生成后不久神经细胞就变为双极性（bipolar，BP）形态，向脑膜面方向移动。移向脑室下带或中间带后立即变为多极性（multi polar，MP）形态。其形态从双极性向多极性变化的机制尚不明确，期待今后的进展。停留在中间带的多极性细胞，虽看似没有变化，但却将多条短突起伸出或回缩，仿

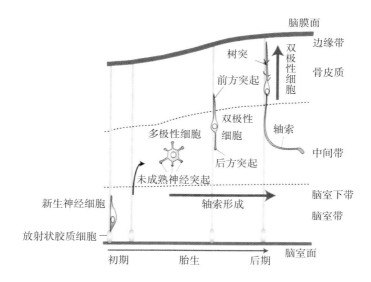

图 3.9　大脑皮质神经细胞的形态变化模式图

神经细胞诞生于脑室带。之后移动至脑室下带、中间带，变化成为具有多个未成熟神经突起的多极性细胞。由多极性逐渐转化成为双极性神经细胞，在脑膜面方向形成树突的前方突起，在脑室面方向形成树突向后方伸长。移至骨皮质的神经细胞随着树突的成熟进行轴索的伸长及投射。

佛在探查一般一直在变换着表面的突起。在培养的海马神经细胞中显示了这些形态[109]。之后，神经细胞又出现双极性形态，一边向与脑膜面垂直的放射状胶质细胞（radial glial cell）传递一边向皮质迁移。此现象称为移动，此移动与以黏附分子为首各种各样的蛋白质相关[110]。详情请参见总论[111, 112]。此时的一个突起是向着脑膜面将来成为树突的较粗的前端突起（leading process），另一个突起是向着脑室带方向伸长的后方突起（trailing process）。后方突起沿着中间带的轴索束弯曲，将来成为轴索。这些未来会成为轴索的突起，在培养的海马神经细胞中称为第三阶段细胞。之后，进入皮质的前端突起到达边缘带（marginal zone，MZ），神经细胞停止移动而形成树突并逐渐成熟。在此期间，轴索后方突起继续延伸，迟于细胞迁移到达投射地点[113]。这样在生物体内的形态变化从多极性转化为双极性，决定了未来轴索的状态。目前已证实，Rac1、DCX、MARK2、JNK、Cdk5 等在前端突起形成方面具有重要的作用[114~117]。但是，从多极性至双极性，特别是对于后方突起形成的机制目前仍不明确，最近才开始针对生物体内的形成结构进行激烈的讨论。

目前发现，神经营养因子受体 TrkB、TrkC、CaMKKα 等显性负相变异体，或者通过基因敲除 CaMKKα 可以使从多极性至双极性的移行变得迟缓，并延迟向皮质的移动[45]。而且基因敲除 LKB1、TGF-β 等受体后，会出现神经细胞向皮质的移动延迟，移向皮质的神经细胞的轴索消失等现象[44, 55, 78, 118]。

最近采用子宫内选择性基因导入法、切片培养法、光子显微镜法等，可以在更接近生物体的状态下对细胞的动态及形态变化进行观察。今后，随着实验系统与试验器械的发展，期待关于轴索形成在时间和空间上调节结构的整体状况得到进一步的阐明。

本章对于神经细胞轴索形成结构及分子机制结合的最新研究进展进行了概述。神经细胞轴索形成领域是诞生不过 10 年的新领域，但在短时间内有着惊人的发展，这种情况不胜枚举。在此背景下，Banker 等开发的海马神经细胞系的贡献巨大。轴索由共同的未成熟的一个突起通过快速伸长来形成。众多的细胞外因子通过诱导细胞内的信号传递发挥作用。在轴索形成方面，在大量因子诱导下的许多调节结构作用下进行。特别是在生物体内有众多的因子对细胞进行刺激，这些刺激传导至细胞内产生诱导、形成轴索，并准确地投射到目的地。今后随着子宫内选择性基因导入法下神经细胞的可视化技术的普及，期待着对于生物体内的轴索形成以及投射结构进一步阐明。而且随着近年来以 FRET 为代表的图像技术的快速发展，将特定的活细胞分子在时间和空间信息基础上的解析成为可能。利用玻璃吸管法和化合物光分解法等局部刺激法与图像技术的结合，可以将局部特定分子活化，进而通过其影响图像形成可视化已成为可能。今后，通过研究的不断进步，与轴索形成相关的各种功能分子在时间和空间方面的调节机制的整体状态都会被阐明。之后可以通过应用已明确的信息来诱导人神经细胞轴索形成，用以治疗由于神经疾病或轴索损伤而失去的神经系统，迫切期望建立起这种具有划时代意义的治疗方法。

（中牟田信一，难波隆志，船桥靖广，贝渊弘三）

文献

[1]   Dotti CG, et al：The establishment of polarity by hippocampal neurons in culture. J Neurosci 8：1454-1468, 1988

[2]   Inagaki N, et al：CRMP-2 induces axons in cultured hippocampal neurons. Nat Neurosci 4：781-782, 2001

[3]   Barnes AP, Polleux F：Establishment of axon-dendrite polarity in developing neurons. Annu Rev Neurosci 32：347-381, 2009

[4]   Arimura N, Kaibuchi K：Neuronal polarity：From extracellular signals to intracellular mechanisms. Nat Rev Neurosci 8：194-205, 2007

[5]   Witte H, Bradke F：The role of the cytoskeleton during neuronal polarization. Curr Opin Neurobiol 18：479-487, 2008

[6]   戸島拓郎, 上口裕之：神経軸索の伸長とガイダンス制御. シリーズ脳科学 4 東京大学出版会, 141-185, 2008

[7]   Suter DM, Forscher P：Substrate-cytoskeletal coupling as a mechanism for the regulation of growth cone motility and guidance. J Neurobiol 44：97-113, 2000

[8]   Dent EW, Gertler FB：Cytoskeletal dynamics and transport in growth cone motility and axon guidance. Neuron 40：209-227, 2003

[9]   Schaefer AW, et al：Filopodia and actin arcs guide the assembly and transport of two populations of microtubules with unique dynamic parameters in neuronal growth cones. J Cell Biol 158：139-152, 2002

[10]   Lowery LA, Van Vactor D：The trip of the tip：Understanding the growth cone machinery. Nat Rev Mol Cell Biol 10：332-343, 2009

[11]   Tagaya N, et al：Laparoscopic local resection for benign nonepithelial gastric tumors. J Laparoendosc Adv Surg Tech A 7：53-58, 1997

[12]   大沢文夫：生物を物理に, そして再び生物に. 講座 生物物理, 丸善出版, 1998

[13]   dos Remedios CG, et al：Actin binding proteins：Regulation of cytoskeletal microfilaments. Physiol Rev 83：433-473, 2003

[14]   Luo L：Actin cytoskeleton regulation in neuronal morphogenesis and structural plasticity. Annu Rev Cell Dev Biol 18：601-635, 2002

[15]   Pollard TD, Borisy GG：Cellular motility driven by assembly and disassembly of actin filaments. Cell 112：453-465, 2003

[16]   Chen H, et al：Regulating actin-filament dynamics in vivo. Trends Biochem Sci 25：19-23, 2000

[17]   Yang N, et al：Cofilin phosphorylation by LIM-kinase 1 and its role in Rac-mediated actin reorganization. Nature 393：809-812, 1998

[18]   Arber S, et al：Regulation of actin dynamics through phosphorylation of cofilin by LIM-kinase. Nature 393：805-809, 1998

[19] Niwa R, et al : Control of actin reorganization by Slingshot, a family of phosphatases that dephosphorylate ADF/cofilin. Cell 108 : 233-246, 2002

[20] Takenawa T, Miki H : WASP and WAVE family proteins : Key molecules for rapid rearrangement of cortical actin filaments and cell movement. J Cell Sci 114 : 1801-1809, 2001

[21] Ohashi K, et al : Rho-associated kinase ROCK activates LIM-kinase 1 by phosphorylation at threonine 508 within the activation loop. J Biol Chem 275 : 3577-3582, 2000

[22] Maekawa M, et al : Signaling from Rho to the actin cytoskeleton through protein kinases ROCK and LIM-kinase. Science 285 : 895-898, 1999

[23] Palazzo AF, et al : mDia mediates Rho-regulated formation and orientation of stable microtubules. Nat Cell Biol 3 : 723-729, 2001

[24] Hirokawa N, Takemura R : Molecular motors and mechanisms of directional transport in neurons. Nat Rev Neurosci 6 : 201-214, 2005

[25] Carvalho P, et al : Surfing on microtubule ends. Trends Cell Biol 13 : 229-237, 2003

[26] Fukata Y, et al : CRMP-2 binds to tubulin heterodimers to promote microtubule assembly. Nat Cell Biol 4 : 583-591, 2002

[27] Charrier E, et al : Collapsin response mediator proteins (CRMPs) : Involvement in nervous system development and adult neurodegenerative disorders. Mol Neurobiol 28 : 51-64, 2003

[28] Grenningloh G, et al : Role of the microtubule destabilizing proteins SCG10 and stathmin in neuronal growth. J Neurobiol 58 : 60-69, 2004

[29] Rubin CI, Atweh GF : The role of stathmin in the regulation of the cell cycle. J Cell Biochem 93 : 242-250, 2004

[30] Tararuk T, et al : JNK1 phosphorylation of SCG10 determines microtubule dynamics and axodendritic length. J Cell Biol 173 : 265-277, 2006

[31] Westerlund N, et al : Phosphorylation of SCG10/stathmin-2 determines multipolar stage exit and neuronal migration rate. Nature Neurosci 14 : 305-313, 2011

[32] Akhmanova A, Hoogenraad CC : Microtubule plus-end-tracking proteins : Mechanisms and functions. Curr Opin Cell Biol 17 : 47-54, 2005

[33] Fuchs E, Karakesisoglou I : Bridging cytoskeletal intersections. Gen Dev 15 : 1-14, 2001

[34] Lee S, Kolodziej PA : Short Stop provides an essential link between F-actin and microtubules during axon extension. Development 129 : 1195-1204, 2002

[35] Rothenberg ME, et al : Drosophila pod-1 crosslinks both actin and microtubules and controls the targeting of axons. Neuron 39 : 779-791, 2003

[36] Watanabe T, et al : Interaction with IQGAP1 links APC to Rac1, Cdc42, and actin filaments during cell polarization and migration. Dev Cell 7 : 871-883, 2004

[37] Fukata M, et al : Rac1 and Cdc42 capture microtubules through IQGAP1 and CLIP-170. Cell 109 : 873-885, 2002

[38] Kawasaki Y, et al : Asef, a link between the tumor suppressor APC and G-protein signaling. Science 289 : 1194-1197, 2000

[39] Montenegro-Venegas C, et al : MAP1B regulates axonal development by modulating Rho-GTPase Rac1 activity. Mol Biol Cell 21 : 3518-3528, 2010

[40] Yano H, Chao MV : Neurotrophin receptor structure and interactions. Pharm Acta Helv 74 : 253-260, 2000

[41] Reichardt LF : Neurotrophin-regulated signalling pathways. Philos Trans R Soc Lond B Biol Sci 361 : 1545-1564, 2006

[42] Huang EJ, Reichardt LF : Trk receptors : Roles in neuronal signal transduction. Annu

Rev Biochem 72：609-642, 2003

[43] Yoshimura T, et al：GSK-3beta regulates phosphorylation of CRMP-2 and neuronal polarity. Cell 120：137-149, 2005

[44] Barnes AP, et al：LKB1 and SAD kinases define a pathway required for the polarization of cortical neurons. Cell 129：549-563, 2007

[45] Nakamuta S, et al：Local application of neurotrophins specifies axons through inositol 1,4,5-trisphosphate, calcium, and Ca^{2+}/calmodulin-dependent protein kinases. Sci Signal 4：ra76, 2011

[46] Logan CY, Nusse R：The Wnt signaling pathway in development and disease. Annu Rev Cell Dev Biol 20：781-810, 2004

[47] Kikuchi A：Roles of Axin in the Wnt signalling pathway. Cell Signal 11：777-788, 1999

[48] Kikuchi A, Yamamoto H：Tumor formation due to abnormalities in the beta-catenin-independent pathway of Wnt signaling. Cancer Sci 99：202-208, 2008

[49] Zhang X, et al：Dishevelled promotes axon differentiation by regulating atypical protein kinase C. Nat Cell Biol 9：743-754, 2007

[50] Yang GY, et al：Calpain activation by Wingless-type murine mammary tumor virus integration site family, member 5A (Wnt5a) promotes axonal growth. J Biol Chem 286：6566-6576, 2011

[51] Li L, et al：Wnt5a induces simultaneous cortical axon outgrowth and repulsive axon guidance through distinct signaling mechanisms. J Neurosci 29：5873-5883, 2009

[52] Sosa L, et al：IGF-1 receptor is essential for the establishment of hippocampal neuronal polarity. Nature Neurosci 9：993-995, 2006

[53] Shi Y, Massague J：Mechanisms of TGF-beta signaling from cell membrane to the nucleus. Cell 113：685-700, 2003

[54] Ozdamar B, et al：Regulation of the polarity protein Par6 by TGFbeta receptors controls epithelial cell plasticity. Science 307：1603-1609, 2005

[55] Yi JJ, et al：TGF-beta signaling specifies axons during brain development. Cell 142：144-157, 2010

[56] D'Arcangelo G, et al：A protein related to extracellular matrix proteins deleted in the mouse mutant reeler. Nature 374：719-723, 1995

[57] Caviness VS, Jr.：Neocortical histogenesis in normal and reeler mice：A developmental study based upon [3H]thymidine autoradiography. Brain Nesearch 256：293-302, 1982

[58] Jossin Y, Goffinet AM：Reelin signals through phosphatidylinositol 3-kinase and Akt to control cortical development and through mTor to regulate dendritic growth. Mol Cell Biol 27：7113-7124, 2007

[59] Leemhuis J, et al：Reelin signals through apolipoprotein E receptor 2 and Cdc42 to increase growth cone motility and filopodia formation. J Neurosci 30：14759-14772, 2010

[60] Esch T, et al：Local presentation of substrate molecules directs axon specification by cultured hippocampal neurons. J Neurosci 19：6417-6426, 1999

[61] Manthorpe M, et al：Laminin promotes neuritic regeneration from cultured peripheral and central neurons. J Cell Biol 97：1882-1890, 1983

[62] Menager C, et al：PIP3 is involved in neuronal polarization and axon formation. J Neurochem 89：109-118, 2004

[63] Ivankovic-Dikic I, et al：Pyk2 and FAK regulate neurite outgrowth induced by growth factors and integrins. Nat Cell Biol 2：574-581, 2000

[64] Lemmon V, et al：L1-mediated axon outgrowth occurs via a homophilic binding mechanism. Neuron 2：1597-1603, 1989

[65] Kamiguchi H, Lemmon V：Recycling of the cell adhesion molecule L1 in axonal growth

cones. J Neurosci 20 : 3676-3686, 2000

[66] Kamiguchi H, Yoshihara F : The role of endocytic l1 trafficking in polarized adhesion and migration of nerve growth cones. J Neurosci 21 : 9194-9203, 2001

[67] Nishimura T, et al : CRMP-2 regulates polarized Numb-mediated endocytosis for axon growth. Nat Cell Biol 5 : 819-826, 2003

[68] Nishimura T, Kaibuchi K : Numb controls integrin endocytosis for directional cell migration with aPKC and PAR-3. Dev Cell 13 : 15-28, 2007

[69] Toriyama M, et al : Shootin1 : A protein involved in the organization of an asymmetric signal for neuronal polarization. J Cell Biol 175 : 147-157, 2006

[70] Shimada T, et al : Shootin1 interacts with actin retrograde flow and L1-CAM to promote axon outgrowth. J Cell Biol 181 : 817-829, 2008

[71] Kemphues K : PARsing embryonic polarity. Cell 101 : 345-348, 2000

[72] Shi SH, et al : Hippocampal neuronal polarity specified by spatially localized mPar3/mPar6 and PI 3-kinase activity. Cell 112 : 63-75, 2003

[73] Nishimura T, et al : PAR-6-PAR-3 mediates Cdc42-induced Rac activation through the Rac GEFs STEF/Tiam1. Nat Cell Biol 7 : 270-277, 2005

[74] Nakayama M, et al : Rho-kinase phosphorylates PAR-3 and disrupts PAR complex formation. Dev Cell 14 : 205-215, 2008

[75] Keely PJ, et al : Cdc42 and Rac1 induce integrin-mediated cell motility and invasiveness through PI (3) K. Nature 390 : 632-636, 1997

[76] Nishimura T, et al : Role of the PAR-3-KIF3 complex in the establishment of neuronal polarity. Nat Cell Biol 6 : 328-334, 2004

[77] Alessi DR, et al : LKB1-dependent signaling pathways. Annu Rev Biochem 75 : 137-163, 2006

[78] Shelly M, et al : LKB1/STRAD promotes axon initiation during neuronal polarization. Cell 129 : 565-577, 2007

[79] Kishi M, et al : Mammalian SAD kinases are required for neuronal polarization. Science 307 : 929-932, 2005

[80] Shelly M, et al : Local and long-range reciprocal regulation of cAMP and cGMP in axon/dendrite formation. Science 327 : 547-552, 2010

[81] Ooashi N, et al : Cell adhesion molecules regulate Ca^{2+}-mediated steering of growth cones via cyclic AMP and ryanodine receptor type 3. J Cell Biol 170 : 1159-1167, 2005

[82] Wayman GA, et al : Calmodulin-kinases : Modulators of neuronal development and plasticity. Neuron 59 : 914-931, 2008

[83] Tojima T, et al : Second messengers and membrane trafficking direct and organize growth cone steering. Nat Rev Neurosci 12 : 191-203, 2011

[84] Ageta-Ishihara N, et al : Control of cortical axon elongation by a GABA-driven Ca^{2+}/calmodulin-dependent protein kinase cascade. J Neurosci 29 : 13720-13729, 2009

[85] Uboha NV, et al : A calcium- and calmodulin-dependent kinase Ialpha/microtubule affinity regulating kinase 2 signaling cascade mediates calcium-dependent neurite outgrowth. J Neurosci 27 : 4413-4423, 2007

[86] Kooistra MR, et al : Rap1 : A key regulator in cell-cell junction formation. J Cell Sci 120 : 17-22, 2007

[87] Schwamborn JC, Puschel AW : The sequential activity of the GTPases Rap1B and Cdc42 determines neuronal polarity. Nature Neurosci 7 : 923-929, 2004

[88] Li YH, et al : Rheb and mTOR regulate neuronal polarity through Rap1B. J Biol Chem 283 : 33784-33792, 2008

[89] Kawano Y, et al : CRMP-2 is involved in Kinesin-1-dependent transport of the Sra-1/

WAVE1 complex and axon formation. Mol Cell Biol 25：9920-9935, 2005

[90] Kimura H, et al：Tubulin and CRMP-2 complex is transported via Kinesin-1. J Neurochem 93：1371-1382, 2005

[91] Arimura N, et al：CRMP-2 directly binds to cytoplasmic dynein and interferes with its activity. J Neurochem 111：380-390, 2009

[92] Arimura N, et al：Phosphorylation of collapsin response mediator protein-2 by Rho-kinase. Evidence for two separate signaling pathways for growth cone collapse. J Biol Chem 275：23973-23980, 2000

[93] Arimura N, et al：Phosphorylation by Rho kinase regulates CRMP-2 activity in growth cones. Mol Cell Biol 25：9973-9984, 2005

[94] Kardon JR, Vale RD：Regulators of the cytoplasmic dynein motor. Nat Rev Mol Cell Biol 10：854-865, 2009

[95] Hirokawa N, et al：Kinesin superfamily motor proteins and intracellular transport. Nat Rev Mol Cell Biol 10：682-696, 2009

[96] Arimura N, et al：Anterograde transport of TrkB in axons is mediated by direct interaction with Slp1 and Rab27. Dev Cell 16：675-686, 2009

[97] Shinoda T, et al：DISC1 regulates neurotrophin-induced axon elongation via interaction with Grb2. J Neurosci 27：4-14, 2007

[98] Taya S, et al：DISC1 regulates the transport of the NUDEL/LIS1/14-3-3epsilon complex through kinesin-1. J Neurosci 27：15-26, 2007

[99] Koushika SP："JIP"ing along the axon：The complex roles of JIPs in axonal transport. Bioessays 30：10-14, 2008

[100] Yamada M, et al：mNUDC is required for plus-end-directed transport of cytoplasmic dynein and dynactins by kinesin-1. EMBO Journal 29：517-531, 2010

[101] Guillaud L, et al：Disruption of KIF17-Mint1 interaction by CaMKII-dependent phosphorylation：A molecular model of kinesin-cargo release. Nat Cell Biol 10：19-29, 2008

[102] Namba T, et al：The role of selective transport in neuronal polarization. Dev Neurobiol 71：445-457, 2011

[103] Lai HC, Jan LY：The distribution and targeting of neuronal voltage-gated ion channels. Nat Rev Neurosci 7：548-562, 2006

[104] Grubb MS, Burrone J：Activity-dependent relocation of the axon initial segment fine-tunes neuronal excitability. Nature 465：1070-1074, 2010

[105] Kuba H, et al：Presynaptic activity regulates Na(+) channel distribution at the axon initial segment. Nature 465：1075-1078, 2010

[106] Song AH, et al：A selective filter for cytoplasmic transport at the axon initial segment. Cell 136：1148-1160, 2009

[107] Hedstrom KL, et al：AnkyrinG is required for maintenance of the axon initial segment and neuronal polarity. J Cell Biol 183：635-640, 2008

[108] Sobotzik JM, et al：AnkyrinG is required to maintain axo-dendritic polarity in vivo. Proc Natl Acad Sci U S A 106：17564-17569, 2009

[109] Tabata H, Nakajima K：Multipolar migration：The third mode of radial neuronal migration in the developing cerebral cortex. J Neurosci 23：9996-10001, 2003

[110] Kawauchi T, et al：Rab GTPases-dependent endocytic pathways regulate neuronal migration and maturation through N-cadherin trafficking. Neuron 67：588-602, 2010

[111] Reiner O, Sapir T：Polarity regulation in migrating neurons in the cortex. Mol Neurobiol 40：1-14, 2009

[112] Ayala R, et al：Trekking across the brain：The journey of neuronal migration. Cell

128 : 29-43, 2007
[113] Molyneaux BJ, et al : Neuronal subtype specification in the cerebral cortex. Nat Rev Neurosci 8 : 427-437, 2007
[114] Kawauchi T, et al : The in vivo roles of STEF/Tiam1, Rac1 and JNK in cortical neuronal migration. EMBO Journal 22 : 4190-4201, 2003
[115] Bai J, et al : RNAi reveals doublecortin is required for radial migration in rat neocortex. Nature Neurosci 6 : 1277-1283, 2003
[116] Sapir T, et al : Accurate balance of the polarity kinase MARK2/Par-1 is required for proper cortical neuronal migration. J Neurosci 28 : 5710-5720, 2008
[117] Xie Z, et al : Serine 732 phosphorylation of FAK by Cdk5 is important for microtubule organization, nuclear movement, and neuronal migration. Cell 114 : 469-482, 2003
[118] Asada N, et al : LKB1 regulates neuronal migration and neuronal differentiation in the developing neocortex through centrosomal positioning. J Neurosci 27 : 11769-11775, 2007

4. 成体神经元的新生

4.1　成体神经元的新生

4.1.1　历史

　　神经元的产生（神经元新生）在胎儿期最为活跃，随着发育越来越难以产生。但是，在脑的一部分领域，神经元还在持续产生，将此称为成体神经元新生。成体神经元新生由美国的 Joseph Altman 在 20 世纪 60 年代于小鼠、猫的脑内发现 [1]，当时并未引起关注 [2]。之后，在鸟类中也发现了同样的现象 [3, 4]。20 世纪 90 年代人们发现了在哺乳类成体脑内神经干细胞的存在，伴随着技术的进步，其特征越加明显。从 Altman 的发现到现在，对于成体脑神经元新生的研究涉及诸多方面，最近出版的多本著作上均有详细的讲解 [5-7]。本章将以再生医学研究相关内容为中心，同时结合笔者的研究情况进行概述。

4.1.2　研究方法

a. 增殖细胞的标识与细胞特异性标志物

　　Altman 借鉴在 DNA 合成时使用的脱氧胸腺嘧啶应用放射性同位素氚标记胸腺嘧啶的方法 [1]。将氚胸腺嘧啶给予动物之后，通过观察将此物质摄取到细胞核的细胞，就可以研究进行 DNA 合成的新的细胞。之后，作为同样在 DNA 合成时使用的物质溴化脱氧尿苷（BrdU）得到了应用。通过 BrdU 抗体可以进行检测。作为干细胞标志物的 Nestin、Sox2、Musashi，作为新生神经元标志物的 PSA-NCAM、Doublecortin，作为成熟神经元标志物的 NeuN 等，均可以与 BrdU 结合后进行抗体染色，进而可以更加详细地解析新生细胞 [5, 8]。

b. 细胞培养

　　对于成体脑的神经干细胞的研究可以通过细胞培养实验进行。作为神经干细胞的培养方法，使细胞悬浮培养的神经球法等几种不同方法得到了应用。采用这些培养方法对于测定神经干细胞十分有用，而且也可以用于再生医学等作为使神经干细胞增殖的方法。在细胞培养实验中，从脑的各种部位可以分离出神经干细胞样细胞，实际上在脑内所有这些细胞未必都作为干细胞来行使功能[9]。

c. GFP 等荧光蛋白质的应用

使用在细胞内特异性表达的 GFP（green fluorescent protein）等荧光蛋白标记的方法，可以将神经干细胞及特定的前体细胞进行可视化或分离。采用这种方法可以在脑内观察细胞的动向，对分离的细胞进行培养或移植，而且有可能进行更加深入的研究[10]。

d. Cre-Lox 系统的应用

应用能够使细胞基因特异性表达的方法，对干细胞及特定的前体细胞进行标记从而能够对其迁移地点及分化进行解析。而且，应用这种方法也可以将新生神经元进行选择性去除，还可以对新生神经元的功能进行解析[11]。

4.2 成体神经元新生发生的场所

4.2.1 何谓微环境

脑内神经干细胞局部存在的特殊场所称为微环境[12, 13]。构成微环境的细胞（星形细胞、血管、室管膜细胞等）生成各种各样对干细胞维持与分化调节有影响的分子，为神经元新生提供必要的微环境。这些将会在之后的章节中（4.2.2 及 4.2.3）详细阐述。众所周知，在成体脑中神经元新生旺盛的地方，存在于侧脑室外侧壁的脑室下带与海马齿状回的外颗粒层。在脑室下带产生的前体细胞具有对伤害进行反应而向伤害部位迁移的性质，特别是在再生医学领域被赋予很高的期望，在本章将以脑室下带的神经元新生为中心进行讲述（4.6节及 4.7 节）。

4.2.2 脑室下带

在胎儿期脑室中的神经干细胞大量存在于被称为脑室带的地方，但随着脑的发育而逐渐减少。同时，沿着侧脑室的外侧壁存在于脑室下带，即使在成体中其干细胞依然存在（图 4.1）[14]。有报告显示，成体动物脑室壁的神经干细胞有在局部存在的现象，不仅存在于哺乳类，也存在于鱼类、鸟类、爬行类等各种各样的脊椎动物中[15]。虽然在鱼类中，脑室系的形态与哺乳类不同，但是神经元新生也在大范围内存在[16]。

脑室壁的表面存在着室管膜细胞，是向一个方向迁移的具有纤毛的细胞，这些细胞与脑脊液的流动有关[17-20]。其内侧存在着作为神经干细胞的胶质系细胞（可以作为星形细胞的一种）。神经干细胞生成的新生神经元，具有长距离高速迁移的性质，通常情况下向嗅球迁移，主要分化为嗅觉系神经元 [21，22]。在脑室下带，脑室内的脑脊液、室管膜细胞、血管等为支持新生神经元而创造出特殊的环境。

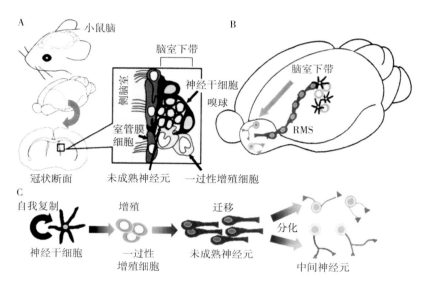

图 4.1　成体脑的脑室下带的神经元新生（根据文献 14 转载）

A：包含小鼠脑和脑室下带的冠状断面的模式图。脑室下带由神经干细胞、一过性增殖细胞所产生的未成熟神经元所构成。

B：未成熟神经元向嗅球迁移路径的模式图。脑室下带产生的未成熟神经元通过 RMS 路径，到达嗅球。

C：由神经干细胞而来的神经元产生的模式图。

4.2.3　海马齿状回

海马的干细胞，存在于位于海马齿状回内侧名为颗粒细胞下层的位置 [5，6]。此干细胞也与脑室下带的干细胞相同，具有胶质细胞的特征。海马干细胞经过中间的前体细胞，产生颗粒细胞层的神经元。

4.2.4　其他场所

有报告显示，根据细胞培养实验，在脑室下带与海马齿状回的颗粒细胞下层以外也存在着神经干细胞。在体内，某些部位也具有神经元新生现象 [5]。例如，大脑皮质、视网膜、中脑黑质、CA1、扁桃体、丘脑下部等存在神经元新生。另外也有否定以上结果的报告。关于这些部位神经元新生的详细情况以及意义有待今后进一步研究。

4.2.5　相同点和不同点

对于脑室下带与海马齿状回的神经元新生机制具有许多的相同点。干细胞均具有胶质细胞的特征，均经过增殖能力较强的前体细胞后产生神经元，与增殖、分化相关的分子机制也基本相同。两者也存在不同点。在脑室下带产生的神经元可以进行长距离迁移，而海马齿状回的神经元在产生场所几乎不进行迁移。嗅球的神经元在不停地进行旧细胞与新细胞的更换，而海马的神经元在不断追加新细胞而进行增加。并且在脑室下带中所有的神经干细胞并非具有同样的性质。而且，与嗅球、海马的功能性区别相适应，产生的神经元的功能与受到影响的刺激也不尽相同。

4.3　成体神经元新生的调节机制

关于与成体神经元新生调节有关的分子有许多相关报道。作为从细胞外给予信号的分子，存在着调节细胞的增殖和分化的扩散性蛋白质（EGF、FGF、PDGF、Shh、Wnt、BMP、HGF、galectin 等糖链结合蛋白质等）[23]、细胞膜结合型蛋白质（Notch 配体、Ephrin 等）、神经传递物质（GABA、glutamate、acetylcholine、dopamine）[24]、细胞外基质蛋白质、调节细胞迁移的向导分子与细胞内分子（缝蛋白、颤蛋白、dcx、cdk5 等）[25–27]。这些接受细胞外信号的受体在干细胞、前体细胞、新生神经元或者支持的细胞中得到表达，不断传递信息。作为细胞内因子，分为细胞周期调节因子（p16、p21、p35 等）和干细胞与前体细胞的维持、分化相关因子（Sox2、TLX、beta catenin、Diversin、Olig2、Pax6、Dlx2 等）[28–30]。而且，作为细胞内在性程序，与表观遗传性的调节结构相关。例如，DNA 甲基化修饰、组蛋白的乙酰化、甲基化等的蛋白质翻译后的修饰、非编码 RNA 的表达调节等。

成体神经元新生由于是发生在已经发育的动物脑内，根据环境的不同与在胎儿期产生的神经发生不同，受到各种各样的影响[5, 6]。例如，在对给小鼠玩具等方式进行饲育（称为"丰富的环境"）后发现其海马的神经元新生得到了促进。另外还发现存在运动、学习促进神经元新生、抑制压力等情况。

4.4　成体新生神经元的功能

关于嗅球神经元的功能，虽有辨认气味的报告[31]，但最近的研究也有并不需要的结论[32]。而且，嗅觉系统一部分的副嗅球具有外激素受体的功能，并且此部分的神经元新生与嗅觉依赖性行为等有关。

关于新生神经元的功能，首先进行对海马的研究。众所周知，应用杀死新生神经元的药物及使用遗传学方法去除新生神经元后小鼠的学习能力会有所下降[33, 34]。

新生神经元与旧神经元在突触形成和方向性等方面有不同之处。新生神经元虽然数目较少，但是可以投射到多个细胞，进而有可能对大脑整体产生影响。

4.5   成人脑的神经元新生

"在成人脑中神经元不可能产生"的传统说法已不复存在。为检查肿瘤而给予 BrdU 的患者死后，采用 BrdU 抗体及神经元特异性蛋白质抗体对于脑组织进行染色，发现成人脑的海马中可以产生神经元[35]。关于成人脑嗅球的神经元新生还有许多不明之处。人的脑室下带具有与小鼠不同的细胞结构，存在干细胞与新生神经元。这些神经元虽然可以向嗅球迁移，但数目非常少[36]。通过对冷战时期因核试验而向大气中放出的放射性碳元素 ^{14}C 被 DNA 摄取的量进行解析后发现，在成人的大脑皮质中神经元并没有产生[37]。在人脑内神经元新生的研究中仍有许多不明之处，为了能够正确地进行解析，需要能够对人脑的神经元新生进行可视化等新技术的支持。

4.6   疾病与成体神经元新生

报告显示，多种疾病对成体中神经元的新生产生影响[7, 38, 39]。例如，癫痫可以促进海马及脑室下带的细胞增殖，引起新生神经元的迁移及突起的异常伸展。脑缺血也会促进细胞的增殖及迁移。另外，老化及各种各样的压力可以抑制细胞的增殖，减少新生神经元的数目。阿尔茨海默病等神经病变性疾病和精神疾病也可以引起神经元新生的降低。在脑内作为多种疾病的神经新生变化的机制，炎症与之相关的可能性很大。在神经元新生的变化与疾病相关的同时，体内也存在着具有潜在的再生反应的可能性，为了再生医学的应用，有必要对这些机制进行详细的阐明。

4.7   成体神经元新生与再生医学

4.7.1   基于干细胞的再生医学研究

目前应用神经干细胞进行的神经系统再生医学研究分为两大类[38]。一类是通过细胞移植补充因某种原因而失去的细胞。作为移植用的细胞，国外已将人胎儿的神经组织用于帕金森病的治疗。此方法在一次手术中需要多个堕胎的胎儿，除了存在严重的伦理问题之外，稳定的供给高质量的供体细胞也是难题之一。因此，作为替代的供体细胞，近年来由 ES 细胞、iPS 细胞得到的神经系细胞受到关注。但是，这些细胞在移植后存在着形成肿瘤的风险，为了实用化需要找到防止肿瘤产生、杀死肿瘤化细胞的方法。

另一类研究是本章所讲述的利用成体脑组织中所具有的内在性神经再生结构的方法 [40-44]。在此情况下，由于没有必要移植细胞，侵袭性较小，同时伦理方面的问题也较少，有可能成为较理想的方法。但是，在动物实验中再生效率较低，功能恢复还不充分。

4.7.2　脑组织中的神经再生结构

通常的观点认为，在正常动物的成体脑中在海马与嗅球以外的地方神经元几乎不能产生。但是，根据用于脑梗死的动物模型进行的实验发现，脑内的纹状体出现损伤后，该部位会出现神经元新生（图 4.2）[14, 45]。山下等利用遗传学细胞标记方法，证明了像这样由于脑梗死产生的新生神经元是由脑室下带的星形细胞产生的 [46]。

正常情况下几乎全部向着嗅球迁移的脑室下带新生细胞，在受到损害时将改变迁移方向，其机制逐渐阐明。小岛等在脑室下带产生的神经元向损伤部位迁移时，证明了以血管作为支架进行迁移 [47]。以血管作为支架的新生神经元的迁移与正常情况下向嗅球迁移相关，在成体脑内神经元迁移的多种场合下发挥重要作用。作为决定迁移方向的机制，推测其与损伤部位附近产生的炎症关联蛋白等相关。

存在于脑室下带的神经干细胞，不仅形成神经元，还具有产生胶质细胞的能力。髓鞘受到损伤后，可促使从脑室下带产生的少突神经胶质细胞前体细胞，移向受损伤的白质组织再生髓鞘，这些通过实验得到了证明 [48, 49]。

结果显示，脑室下带的干细胞具有应对损伤进行细胞再生的潜力，但其再生能力对于功能的恢复并不充分 [8]。在啮齿类的脑梗死模型中，通过内源性干细胞再生的新生神经元大部分在还未稳定时就已死亡，再生的细胞还没有达到失去细胞总数的 1%。同时，新生神经元可以到达的地方仅限于脑室下带附近区域，大脑皮质等远距离组织几乎不能再生。而且，最近的报告显示，损伤后产生的细胞由于只能分化成为一种中间神经元，因此弥补纹状体神经元的所有功能比较困难。将存在于脑室下带的神经再生结构作为靶向的再生医学研究正在进行 [14, 50, 51]，但是如果想将脑组织所具有的潜在再生机制应用于治疗，就必须想办法解决一些关键问题，以促进再生。例如，应用细胞生长因子促进干细胞和前体细胞的增殖 [52, 53]，通过给予细胞诱导物质促进向细胞损伤部位

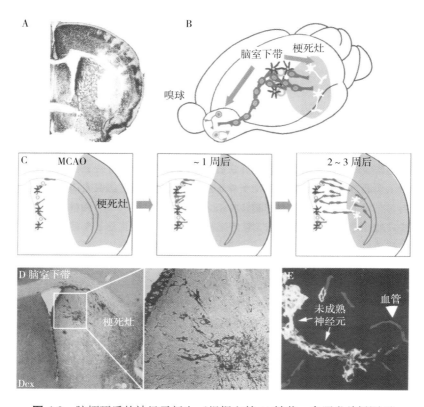

图 4.2 脑梗死后的神经元新生（根据文献 14 转载，参照卷首插图 2）

A：小鼠中大脑动脉闭塞（MCAO）模型中脑切片的 NeuN（成熟神经元标志物）染色图像。在纹状体和大脑皮质的一部分可观察到神经元的脱落部位。

B：MCAO 后新生神经元移动方向的变化。MCAO 形成梗死灶后，未成熟神经元的一部分向梗死灶迁移。

C：MCAO 后神经元新生过程的模式图。MCAO 后形成梗死灶（左）。约 1 周后，脑室下带细胞增殖亢进，未成熟神经元产生增加（中央）。2～3 周后脑室下带产生的未成熟神经元向梗死灶移动，采用纹状体向成熟神经元分化（右）。

D：MCAO 后 18 天的小鼠脑冠状断面切片。可观察到由脑室下带向梗死灶移动的呈 Dcx 阳性的成熟神经元。

E：脑梗死后的未成熟神经元（Dcx 阳性）沿血管（PECAM1 阳性）移动。

的迁移，通过营养因子来促进分化细胞的生存等，这些研究正在进行中。

　　实际上，通过活化内源性的神经再生机制，将神经疾病与精神疾病的治疗作为目的的临床研究正在海外创新企业的支持下开展。例如，将在啮齿类脑梗死模型中获得治疗效果的药物给予脑梗死的患者，针对存在于侧脑室外侧壁的脑室下带的神经干细胞，进行神经元再生的研究。同样，应用促进海马神经元新生的药物，尝试治疗精神性疾病。

4.7.3 今后的课题

为了实现应用内源性干细胞的再生治疗，必须解决的问题有很多。第一，再生的细胞数目较少。为了解决这一问题，对于神经干细胞的增殖、维持、分化机制，新生细胞的迁移调节机制，成熟、突起伸展、生存机制等基础细胞生物学机制需要进一步详细探讨，并需要能够进行有效的调控。第二，再生细胞的功能解析并不充分。在日常神经再生的研究中，通常应用 BrdU 等标记新生细胞，将细胞 NeuN 等神经元标志物作为再生的指标。但是，这些细胞究竟是否具有功能，是否是治疗有效的细胞，有必要应用电生理学、行为学的方法进行研究。第三，疾病的状况各有不同。虽然应用脑梗死模型进行的研究取得了一定的进展，但根据一个模型开发出的治疗方法并不一定适用于所有的神经疾病。因此有必要进行各种疾病的相关基础研究，以获得最佳的治疗方法。第四，应用啮齿类动物的研究具有局限性。目前为止的研究主要应用大鼠和小鼠。但是，这些动物的脑组织与人体在结构和功能两方面都具有较大差异。今后不仅是啮齿类动物，而且以灵长类动物模型 [54] 或者以人为对象进行研究的重要性应不断提高。相反，在进化的过程中保存下来的机制的探索与药物筛选方面，应该考虑应用小型鱼类等 [55] 新的模型生物。

4.8 展望

成体脑的神经元新生的机制与胎儿期和发育期的神经发生机制的相同之处很多。但成体脑与胎儿期的脑也存在不同之处，不仅是从相同之处进行研究，而且还有必要积极地对成体脑神经元新生的机制进行探索。神经元新生的研究与新研究技术目前已取得很大的进展。今后将利用这些新技术，开拓更多的领域。例如，通过光遗传学进行神经元的活动调节，利用双光子显微镜进行新的在体显像观察 [56]。成体脑组织的神经元新生已发现 50 多年，但依然存在着许多不明之处。只有不断解决这些问题，理解存在于脑室下带的神经再生机制并加以控制，神经疾病的再生治疗才会成为美好的现实。

（泽本和延）

文献

[1] Altman J：Autoradiographic investigation of cell proliferation in the brains of rats and cats. Anat Rec 145：573-591, 1963

[2] Altman J：The discovery of adult mammalian neurogenesis. in Neurogenesis in the adult brain I：Neurobiology, ed by Seki T, et al, Springer, 3-46, 2011

[3]　Goldman SA, Nottebohm F：Neuronal production, migration and differentiation in a vocal control nucleus of the adult female canary brain. Proc Natl Acad Sci U S A 80：2390-2394, 1983

[4]　Nottebohm F：Song learning in birds offers a model for neuronal replacement in adult brain. in Neurogenesis in the adult brain I：Neurobiology, ed by Seki T, et al, Springer, 47-86, 2011

[5]　Kempermann G：Adult neurogenesis 2, Oxford University Press, 1-616, 2010

[6]　Seki T, et al：Neurogenesis in the adult brain I：Neurobiology, Springer, 1-413, 2011

[7]　Seki T, et al：Neurogenesis in the adult brain II：Clinical implications, Springer, 1-211, 2011

[8]　Okano H, Sawamoto K：Neural stem cells：involvement in adult neurogenesis and CNS repair. Philos Trans R Soc Lpnd B Biol Sci 363：2111-2122, 2008

[9]　Temple S, Alvarez-Buylla A：Stem cells in the adult mammalian central nervous system. Curr Opin Neurobiol 9：135-141, 1999

[10]　Sawamoto K, et al：Generation of dopaminergic neurons in the adult brain from mesencephalic precurosor cells labeled with a nestin-GFP transgene. J Neurosci 21：3895-3903, 2001

[11]　Imayoshi I, et al：Genetic methods to identify and manipulate newly born neurons in the adult brain. Front Neurosci 5：64, 2011

[12]　澤本和延：幹細胞ニッチ．田畑泰彦編：遺伝子医学 MOOK 別冊ますます重要になる細胞周辺環境の科学技術―細胞の生存，増殖，機能のコントロールから再生医療まで，メディカルドゥ，267-273, 2009

[13]　Ihrie RA, Alvarez-Buylla A：Lake-front property：A unique germinal niche by the lateral ventricles of the adult brain. Neuron 70：674-686, 2011

[14]　澤本和延ほか：脳梗塞後の神経再生：基礎研究の現状と臨床応用への課題．再生医療 7：359-365, 2008

[15]　澤本和延，岸本憲人：脳室壁付近に存在する成体神経幹細胞ニッチの機能と進化，細胞工学 27：681-685, 2008

[16]　Kishimoto N, et al：Migration of neuronal precursors from the telencephalic ventricular zone into the olfactory bulbs in adult zebrafish. J Comp Neurol, 519：3549-3565, 2011

[17]　黄詩恵ほか：神経組織における繊毛の役割，細胞工学 28：1016-1020, 2009

[18]　Huang S, et al：Various facets of vertebrate cilia：Motility, signaling, and role in adult neurogenesis. Proc Jpn Acad Ser B Phys Biol Sci 85：324-336, 2009

[19]　Hirota Y, et al：Planar polarity of multiciliated ependymal cells involves the anterior migration of basal bodies regulated by non-muscle myosin II. Development 137：3037-3046, 2010

[20]　Guirao B, et al：Coupling between hydrodynamic forces and planar cell polarity orients mammalian motile cilia. Nat Cell Biol 12：341-350, 2010

[21]　廣田ゆき，澤本和延：成体脳室下帯で誕生し移動するニューロン，蛋白質核酸酵素 53：863-869, 2008

[22]　廣田ゆき，澤本和延：ニューロンの移動制御と細胞接着，実験医学 26：2191-2195, 2008

[23]　Sakaguchi M, et al：A carbohydrate-binding protein, Galectin-1, promotes proliferation of adult neural stem cells. Proc Natl Acad Sci U S A 103：7112-7117, 2006

[24]　Kaneko N, et al：Role of the cholinergic system in regulating survival of newborn neurons in the adult mouse dentate gyrus and olfactory bulb. Genes Cells 11：1145-1159, 2006

[25]　Sawamoto K, et al：New neurons follow the flow of cerebrospinal fluid in the adult brain. Science 311：629-632, 2006

[26] Hirota Y, et al：Cyclin-dependent kinase 5 is required for control of neuroblast migration in the postnatal subventricular zone. J Neurosci 27：12829-12838, 2007

[27] Kaneko N, et al：New neurons clear the path of astrocytic processes for their rapid migration in the adult brain. Neuron 67：213-223, 2010

[28] Adachi K, et al：Beta-catenin signaling promotes proliferation of progenitor cells in the adult mouse subventricular zone. Stem Cells 25：2827-2836, 2007

[29] 澤本和延：新規 GSK3β 阻害剤によって明らかになった成体神経前駆細胞における Wnt/β-catenin シグナルの機能. 実験医学 27：681-685, 2009

[30] Ikeda M, et al：Expression and proliferation-promoting role of Diversin in the neuronally committed precursor cells migrating in the adult mouse brain. Stem Cells 28：2017-2026, 2010

[31] Gheusi G, et al：Importance of newly generated neurons in the adult olfactory bulb for odor discrimination. Proc Natl Acad Sci U S A 97：1823-1828, 2000

[32] Imayoshi I, et al：Roles of continuous neurogenesis in the structural and functional integrity of the adult forebrain. Nat Neurosci 11：1153-1161, 2008

[33] Sakamoto M, et al：Continuous neurogenesis in the adult forebrain is required for innate olfactory responses. Proc Natl Acad Sci U S A 108：8479-8484, 2011

[34] Ming G, Song H：Adult neurogenesis in the mammalian brain：Significant answers and significant questions. Neuron 70：687-702, 2011

[35] Eriksson PS, et al：Neurogenesis in the adult human hippocampus. Nat Med 4：1313-1317, 1998

[36] Sanai N, et al：Unique astrocyte ribbon in adult human brain contains neural stem cells but lacks chain migration. Nature 427：740-744, 2004

[37] Bhardwaj, et al：Neocortical neurogenesis in humans is restricted to development. Proc Natl Acad Sci U S A 103：12564-12568, 2006

[38] 金子奈穂子, 澤本和延：成体脳のニューロン新生とその異常. Brain and Nerve 60：319-328, 2008

[39] Kaneko N, Sawamoto K：Adult neurogenesis and its alteration under pathological conditions. Neurosci Res 63：155-164, 2009

[40] 加古英介ほか：細胞移植を用いない脳疾患再生医療の可能性. 生物物理化学 53：103-107, 2009

[41] Okano H, et al：Regeneration of the central nervous system using endogenous repair mechanisms. J Neurochem 102：1459-1465, 2007

[42] Nakaguchi K, et al：Strategies for regenerating striatal neurons in the adult brain by using endogenous neural stem cells. Neurol Res Int, artide ID 898012, 2011

[43] Kaneko N, et al：Prospects and limitations of using endogenous neural stem cells for brain regeneration. Genes 2011：107-130, 2011

[44] 匹田貴夫, 澤本和延：成体の脳組織における神経幹細胞と再生医療. 医学のあゆみ 231：1112-1116, 2009

[45] Arvidsson A, et al：Neuronal replacement from endogenous precursors in the adult brain after stroke. Nat Med 8：963-970, 2002

[46] Yamashita T, et al：Subventricular zone-derived neuroblasts migrate and differentiate into mature neurons in the post-stroke adult striatum. J Neurosci 26：6627-6636, 2006

[47] Kojima T, et al：Subventricular zone-derived neural progenitor cells migrate along a blood vessel scaffold toward the post-stroke striatum. Stem Cells 28：545-554, 2010

[48] Menn B, et al：Origin of oligodendrocytes in the subventricular zone of the adult brain. J Neurosci 26：7907-7918, 2006

[49] Kako E, et al：Subventricular-zone derived oligodendrogenesis in injured neonatal

white-matter in mice enhanced by a nonerythropoietic EPO derivative. Stem Cells, in press, 2012

[50]　金子奈穂子，澤本和延：成体脳におけるニューロン新生と脳梗塞後の神経新生メカニズム．実験医学 26：224-229，2008

[51]　太田晴子ほか：脳卒中の再生医療に向けて．循環器内科 68：393-397，2010

[52]　Nakatomi H, et al：Regeneration of hippocampal pyramidal neurons after ischemic brain injury by recruitment of endogenous neural progenitors. Cell 110：429-441, 2002

[53]　Ninomiya M, et al：Enhanced neurogenesis in the ischemic striatum following EGF-induced expansion of transit-amplifying cells in the subventricular zone. Neurosci Lett 403：63-67, 2006

[54]　Sawamoto K, et al：Cellular composition and organization of the subventricular zone and rostral migratory stream in the adult and neonatal common marmoset brain. J Comp Neurol 519：690-713, 2011

[55]　Kishimoto N, Sawamoto K：Neuronal regeneration in a zebrafish model of adult brain injury. Dis Model Mech 5：200-209, 2012

[56]　Sawada M, et al：Sensory input regulates spatial and subtype-specific patterns of neuronal turnover in the adult olfactory bulb. J Neurosci 31：11587-11596, 2011

5. 应用 iPS 细胞的神经、精神疾病研究

　　神经、精神疾病有多种类型，目前多应用脑神经电生理检查、图像分析等方法辅助诊断，治疗方法的开发与评价也在不断取得进步。

　　另一方面，居于疾病首位的中枢神经系统，由于再生困难，除非极少的情况下一般无法得到活检的材料。因此直接的疾病机制探讨和治疗的深入研究均受到限制。目前为止，对于遗传性疾病的遗传学解析，都是通过对死后病理组织、基因变异动物、细胞模型等进行生物化学分析、组织学解析等研究，只能间接地对患者的疾病进行评价。

　　2007 年出现了人的诱导多能干细胞（iPS 细胞）制作技术 [1]。应用这一技术，从患者自体的体细胞可以得到包含中枢神经系统组织在内的疾病的靶细胞，至此前所未有的崭新的医疗模型开发启动。

　　本章将对目前为止利用 iPS 细胞的神经、精神疾病研究做介绍，同时对于今后备受期待的医疗应用研究的展望进行叙述。

5.1　iPS 细胞的建立

5.1.1　人多能干细胞的历史

　　具有代表性的人来源多能干细胞人胚胎干细胞（embryonic stem cell，ES 细胞），于 1998 年首次培养成功 [2]，在日本自 2003 年首次成功至今已有 5 例克隆。人 ES 细胞保持着其未分化状态，几乎能无限制地重复增殖，心肌细胞、干细胞、神经细胞等体外分化诱导法的研究正在进行中。特别是在神经、精神疾病领域，由于无法得到活检材料等生物体研究标本，由人 ES 细胞分化诱导得到的神经细胞被寄予了较大的期望。最近，通过向健康人来源的人 ES 细胞株导入疾病的致病基因方式，已开始了神经疾病的研究和应用 [3]，但是如果希望覆盖包括偶发病例在内的所有神经、精神疾病还是十分困难的。

5.1.2 iPS 细胞制作技术的开发

在 ES 细胞研究取得进展的同时，也在不断尝试向卵细胞进行核移植的克隆技术，以建立具有人体细胞基因信息的干细胞。但目前为止在人体上还没有获得成功，仅在 2007 年在猕猴身上建立了克隆胚来源的 ES 细胞[4]。

另一方面，2006 年在小鼠身上，2007 年在人身上通过将 ES 细胞特异性表达的基因导入体细胞而建立了类似于 ES 细胞的多能干细胞，命名为 iPS 细胞[1]。具体是，利用逆转录载体将 ES 细胞特异性基因 Oct3/4、Sox2、Klf4、c–Myc（山中四因子）导入人成纤维细胞内，建立了几乎可以无限增殖，并具有分别向内、中、外胚层分化能力的细胞株。

之后，在探索更加高效地建立 iPS 细胞方法的同时，也在应用相关技术进行着维持干细胞的未分化性、基因表达特性的解析以及癌症研究等方面广泛的研究。

5.2 应用 iPS 细胞的神经、精神疾病模型制作

2007 年有报告显示，从人成纤维细胞建立了 iPS 细胞。2008 年建立了包含神经疾病在内的患者来源的 iPS 细胞株[5]。

从 2009 年开始不仅建立了细胞株，而且神经疾病的在体疾病模型也创建成功（表 5.1）。有报告显示，从脊髓性肌萎缩患者建立的 iPS 细胞来源的运动神经数目减少，细胞核内病理性小体数目减少[6]。IKBKAP（inhibltor of kappalight polypeptide golypeptide gene enhancer inB–cells，Kinase complex–associated protein）基因异常导致家族性自主神经失调，建立 iPS 细胞，之后生成的自主神经细胞数目减少，游走能力下降，而通过透明质酸酶进行 IKBKAP 基因的 RNA 拼接，可以改善异常[7]。

自 2010 年起，遗传性神经疾病模型的报告数目开始增加，遗传性帕金森病（LRRK2 变异[8]、α 突触核蛋白重复[9]）、遗传性肌萎缩性侧索硬化症（VAPB 变异[10]）、遗传性阿尔茨海默病（早老蛋白 1、早老蛋白 2 变异[11]）、雷特综合征（MECP2 变异[12, 13]）等疾病再现得到了相关报告。

2011 年，建立了非遗传性单发性精神分裂症患者的 iPS 细胞。研究发现，分化诱导的神经细胞的神经突起减少，突触密度降低[14]。

这样，利用来源于患者的 iPS 细胞，来研究神经、精神疾病的工作近年来正在迅速开展，预计今后这种研究还会持续（图 5.1）。

表 5.1　应用 iPS 细胞的神经、精神疾病模型

疾病 （致病基因）	遗传 形式	发病年龄	再现疾病的表现型
脊髓病性 肌萎缩症 [6] （SMN1，2）	AR	婴幼儿期～ 青春期	1）脊髓运动神经元数目减少 2）SMN 蛋白质表达量低下（免疫印记法， 免疫染色） 3）通过给予 1mM 丙戊酸改善蛋白表现型
家族性自主神经 失调症 [7] （IKBKAP）	AR	婴幼儿期	1）分化成神经嵴细胞时的基因异常 2）自主神经神经元数目减少，游走能力低 下（scrotch assay） 3）通过 100μm 激动素改善自主神经元的 表现型
帕金森病 [8] （LRRK2）	AD	40～60 岁	应激反应中的多巴胺神经细胞凋亡
帕金森病 [9] （α 突触核蛋白）	AD	40～60 岁	α 突触核蛋白表达量增加
肌萎缩性侧索 硬化病 [10]（VAPB）	AD	30～40 岁	运动神经的 VAPB 表达低下
阿尔茨海默病 [11] （PS1/PS2）	AD	40～60 岁	Aβ42/40 比的上升
雷特综合征 [12] （MECP2）	de novo	婴幼儿期	细胞体大小减小，突触形成不良，Ca 影像 观察显示神经活动低下
雷特综合征 [13] （MECP2）	de novo	婴幼儿期	细胞体大小减小
精神分裂症 [14]	单发性	来源于 20 岁 年龄段患者	神经突起减少，突触密度降低

5.3　iPS 细胞与新药开发研究

　　神经、精神疾病在大多数情况下为难治性疾病，目前常为对症治疗药物，效果并不确定，应用 iPS 细胞进行神经疾病的新药研究被寄予了很高的期望。

　　传统的新药研究，与单发性相比是以小集团性的遗传性神经、精神疾病为基础进行的。以肌肉萎缩性侧索硬化症（ALS）为例，大多数的新药研究将遗传性 ALS 的致病基因 SOD1 作为靶点进行治疗 [15]，目前在日本得到批准的 ALS 治疗药只有利鲁唑一种。除此之外有许多新药的临床治疗实验，由于没有得到确切的效果，需要在临床试验阶段之前将变异 SOD1 基因导入小鼠模型进行作为最终评审的依据。但是，啮齿类动物与人，或者是遗传性疾病与单发性

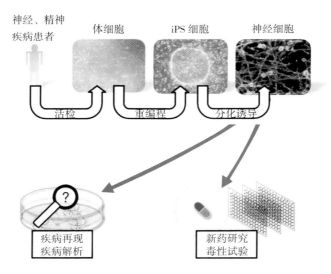

神经、精神
疾病患者　　　体细胞　　　iPS 细胞　　　神经细胞

活检　　　重编程　　　分化诱导

？

疾病再现
疾病解析

新药研究
毒性试验

图 5.1　iPS 细胞面向神经、精神疾病的应用

疾病，对于药物的应答反应有可能不同。

　　为了克服上述缺点，利用患者 iPS 细胞来源的神经细胞进行新药研究近年来受到了关注。利用干细胞的新药开发是最前沿的领域之一，以药物诱发性 QT 延长综合征为例，目前已经开展了新药的副作用检测和治疗效果的检测[16]。同时，将阿尔茨海默病的病因因子淀粉状蛋白 β 作为靶向的筛选已经显示出了可行性。

　　到目前为止，有关神经领域治疗药物的探讨仍十分有限[6, 7]，但是今后将通过应用 iPS 细胞来源的神经细胞建立研究系统，期待着对新药筛选起到促进作用[17]。

5.4　应用 iPS 细胞的神经疾病模型化的问题点

5.4.1　iPS 细胞的克隆间差异

　　在 iPS 细胞的建立过程中，可以得到许多克隆。这些克隆的基因表达相互之间，或者与 ES 细胞比较基本上类似。但是，向各种细胞的分化诱导效率方面每个克隆都各不相同，同样的问题在 ES 细胞株中也得到了证实[18]。

　　由此可见，可以选择能够高效分化为神经细胞的 iPS 细胞亚克隆，需要能够克服克隆间差异的效果良好的分化诱导法。

5.4.2 增龄变化与环境因子的模拟

应用 iPS 细胞的体内实验系统，与人个体发生的时间轴相比较，可以较为真实地再现胎生期和生后短时间内的发育过程。因此，可以应用 iPS 细胞的疾病再现模型，以常染色体隐性遗传疾病为对象，对其发生期和婴幼儿期的疾病进行再现。

同时，有报告显示，在增龄变化的基础上形成疾病模型，可以进行超过 5 个月的长期培养[19]，从视网膜色素变性症患者来源的 iPS 细胞中诱导出视细胞，在患者群中可观察到氧化应激反应、ER 应激反应标志物上升。而且来源于年轻发病患者的视细胞与来源于壮年期发病患者的视细胞相比，越早期越能观察到较强的细胞凋亡。同时将成人之后发病的患者进行疾病再现，然后进行人工诱导，通过在体外给予应激反应可以减轻增龄变化，从而使功能再现成为可能[8]。

为了更加正确地理解单发性神经变性疾病，进行包括增龄因素与环境因素在内的、在时间轴上的统筹考虑对疾病再现是十分必要的。

5.4.3 正确地对照选择

在研究中对照组的设定十分重要。目前的大多数疾病模型是采用"健康"人来源的成纤维细胞制备的 iPS 细胞、ES 细胞作为正常对照来进行研究的。但是，此正常对照与患者的遗传背景有很大的不同。随着今后遗传学解析技术的进步，通过对靶疾病之外疾病相关性基因变异、碱基多型（SNP）的基因解析，可以得到更加合适的对照设定。但是从最终目标来看，从将全部基因组信息解读后得到的庞大的遗传背景数据中可知，对于成为解读对象的神经疾病的影响因子进行分层识别有较大难度。出于与 5.4.1 节表述的 iPS 细胞的亚克隆相同的使用目的，将疾病风险基因变异进行能动性筛选以及对影响因子事先进行评价十分必要。

同时，可以尝试通过对于具有病因变异的多能干细胞与正常对照多能干细胞进行基因改变来制作。其中之一的方法是，利用将部位特异性基因组进行编程的锌指核酸酶（zinc finger nuclease，ZFN）[20]，使遗传水平上的个人完全一致，预测可以在此基础上仅对靶基因变异所带来的影响和差别进行评价。在神经疾病领域 ZFN 技术的适用性已得到认可，向健康人 ES 细胞株的帕金森病原基因 α 突触核蛋白形成 A53T 变异，或者将来源于帕金森病患者的 iPS 细胞所具有的 A53T 变异进行修复，可以分别诱导分化出多巴胺神经细胞[21]。作为同样的尝试，近年来应用 TALEN（transcription actirator-like effector nucleases）

技术对人 ES 细胞、人 iPS 细胞进行基因改变[22]，今后还会尝试敲除、基因导入等方法。通过 ZFN、TALEN 等基因工程技术，并与包括 iPS 细胞在内的多能干细胞的疾病研究相组合，可以成为有效的工具。虽然可以改变的基因组有限，但是对于目的基因以外的基因进行非特异性切断或改变后，其残余部位的靶向活性仍有待进一步研究[23]。

5.4.4 神经网络的构建

神经细胞相互之间通过信号传递，构建了神经网络。这是血细胞等体细胞所不具有的特征，在分析神经疾病的病态机制上非常重要。而且，在精神分裂症、自闭症等精神疾病，以及癫痫等功能性疾病方面，神经网络的构建和可塑性受到了阻碍。而利用培养细胞的体外培养系统中，再现神经网络的形成仍是一个挑战性难题。

在来源于表现为自闭症的雷特综合征患者的 iPS 细胞中已经分化诱导出神经细胞，这些细胞在细胞内钙离子浓度变化分析后被发现，钙离子浓度变化频率降低，突触密度降低，庆大霉素可以产生改善的效果。今后应用多电极矩阵的神经网络解析和药物评价在逐步进行[24]，在此方面的技术革新也将成为必要的领域之一。

在本章中，针对应用 iPS 细胞进行的神经、精神疾病研究做了阐述。期待通过应用 iPS 细胞制作这一革新性技术，逐渐阐明难治性神经、精神疾病的病态机制，促进治疗方法的改进和创新。

（近藤孝之，井上治久，高桥良辅）

文献

[1] Takahashi K, et al：Induction of pluripotent stem cells from adult human fibroblasts by defined factors. Cell 131：861-872, 2007

[2] Thomson JA, et al：Embryonic stem cell lines derived from human blastocysts. Science 282：1145-1147, 1998

[3] Sakurai K, et al：Efficient integration of transgenes into a defined locus in human embryonic stem cells. Nucleic Acids Res 38：e96, 2010

[4] Byrne, JA, et al：Producing primate embryonic stem cells by somatic cell nuclear transfer. Nature 450：497-502, 2007

[5] Park IH, et al：Disease-specific induced pluripotent stem cells. Cell 134：877-886, 2008

[6] Ebert AD, et al：Induced pluripotent stem cells from a spinal muscular atrophy patient. Nature 457：277-280, 2009

[7] Lee G, et al：Modelling pathogenesis and treatment of familial dysautonomia using patient-specific iPSCs. Nature 461：402-406, 2009

[8] Nguyen HN, et al：LRRK2 mutant iPSC-derived DA neurons demonstrate increased susceptibility to oxidative stress. Cell Stem Cell 8：267-280, 2011

[9] Devine MJ, et al：Parkinson's disease induced pluripotent stem cells with triplication of

the alpha-synuclein locus. Nat Commun 2：440, 2011

[10] Mitne-Neto M, et al：Downregulation of VAPB expression in motor neurons derived from induced pluripotent stem cells of ALS8 patients. Hum Mol Genet 20：3642-3652, 2011

[11] Yagi T, et al：Modeling familial Alzheimer's disease with induced pluripotent stem cells. Hum Mol Genet, 2011

[12] Cheung AY, et al：Isolation of MECP2-null Rett Syndrome patient hiPS cells and isogenic controls through X-chromosome inactivation. Hum Mol Genet 20：2103-2115, 2011

[13] Marchetto MC, et al：A model for neural development and treatment of Rett syndrome using human induced pluripotent stem cells. Cell 143：527-539, 2010

[14] Brennand KJ, et al：Modelling schizophrenia using human induced pluripotent stem cells. Nature 473：221-225, 2011

[15] Murakami G, et al：Chemical library screening identifies a small molecule that downregulates SOD1 transcription for drugs to treat amyotrophic lateral sclerosis. J Biomol Screen 16：405-414, 2011

[16] Asai Y, et al：Combination of functional cardiomyocytes derived from human stem cells and a highly-efficient microelectrode array system：an ideal hybrid model assay for drug development. Curr Stem Cell Res Ther 5：227-232, 2010

[17] Yahata N, et al：Anti-Abeta Drug Screening Platform Using Human iPS Cell-Derived Neurons for the Treatment of Alzheimer's Disease. PLoS One 6：e25788, 2011

[18] Osafune K, et al：Marked differences in differentiation propensity among human embryonic stem cell lines. Nat Biotechnol 26：313-315, 2008

[19] Jin ZB, et al：Modeling retinal degeneration using patient-specific induced pluripotent stem cells. PLoS One 6：e17084, 2011

[20] Zou J, et al：Gene targeting of a disease-related gene in human induced pluripotent stem and embryonic stem cells. Cell Stem Cell 5：97-110, 2009

[21] Soldner F, et al：Generation of isogenic pluripotent stem cells differing exclusively at two early onset Parkinson point mutations. Cell 146：318-331, 2011

[22] Hockemeyer D, et al：Genetic engineering of human pluripotent cells using TALE nucleases. Nat Biotechnol 29：731-734, 2011

[23] Urnov FD, et al：Genome editing with engineered zinc finger nucleases. Nat Rev Genet 11：636-646, 2010

[24] Johnstone AF, et al：Microelectrode arrays：A physiologically based neurotoxicity testing platform for the 21st century. Neurotoxicology 31：331-350, 2010

II

临床篇

6. 应用多能干细胞治疗帕金森病

6.1　帕金森病

　　神经变性疾病是由于各种原因引起的神经细胞变性、脱落的疾病，再生治疗的目标是弥补减少的细胞数目，本章将以帕金森病为例对此类疾病进行说明。帕金森病是指由黑质向纹状体投射的多巴胺神经细胞进行性变性和脱落而引起的疾病，多在 50 岁之后发病，由于与运动调节相关的纹状体内多巴胺减少，导致以震颤、肌僵直、运动迟缓、姿势不稳等为主的运动障碍症状。此病属于厚生劳动省难治性疾病研究领域（共 130 种），也被指定为特定疾病治疗范畴的基本疾病（共 56 种）。据平成 20 年厚生劳动省的统计，患者数目大约为 14 万人。有报告显示，在美国约有 65 万人患此病[1]。

　　神经变性的机制尚未明确，但"异常蛋白质的蓄积"是大多数神经变性疾病所共有的机制。在帕金森病患者存在着名为 Lewy 小体的包涵体蓄积，其主要成分为 α 突触核蛋白[2]。大多数为单发性，但约 5% 有遗传性，某些致病基因已经明确。

　　首选治疗方法为药物治疗，主要目的是弥补因纹状体异常而减少的多巴胺。由于多巴胺不能通过血脑屏障，所以不能直接给药，因此通常给予其前体物质左旋多巴。此项治疗的重点在于，从左旋多巴到多巴胺进行合成、贮藏、释放和再吸收的是残留在脑内的多巴胺神经细胞。因此，伴随着疾病的发展，多巴胺神经细胞数目如果减少到一定数目，通过药物控制症状就会变得困难。总之，不仅是为了改善疾病的症状，而且为了使药物治疗有效进行，均必须保证一定数目的多巴胺神经细胞。

6.2　针对帕金森病的胎儿细胞移植

6.2.1　胎儿细胞移植的成绩

　　由于上述帕金森病的基本机制是形成黑质 – 纹状体通路的多巴胺神经细

胞的减少，因此移植多巴胺神经细胞是细胞移植治疗的基本方法。如果能够向黑质移植细胞从而重新构建向纹状体的投射较为理想，但是黑质与纹状体的距离比较远，同时黑质为较小的组织，采用移植导致的损伤也有可能引起较大的神经障碍，因此在实际中向黑质进行细胞移植十分困难。为此首先应用了大鼠模型，向投射目的地纹状体移植胎鼠中脑腹侧细胞（含有较多黑质多巴胺神经细胞）。在其效果得到确认之后，在 1987 年瑞典隆德大学进行了世界上首次人胎儿中脑腹侧细胞移植[3]。之后，在欧美大约进行了 400 例胎儿细胞移植手术。有报告显示，术后的长期症状得到了改善[4-7]。一部分的病例显示，移植后经过 10 年以上临床效果依然得以持续，其死亡后进行脑解剖发现，移植细胞依然存活[8]。为了更准确地进行效果评定，进行了双重盲法试验，其结果于 2001 年[9] 和 2003 年[10] 得到了验证。在老龄患者、重症病例、UPDRS（unified parkinsorls Disease Rating Scale）分数为 50 以上的患者中，与对照组相比症状改善不明显。而有效果的患者多为 60 岁以下或轻中型病例。2003 年对 1 个胎儿与 4 个胎儿的移植进行了比较，后者症状明显改善。也就是说，虽然对重症病例左旋多巴治疗没有见到效果，但是如果向轻症患者给予足量的细胞数仍然有可能达到改善的效果。

6.2.2 胎儿细胞移植的问题

研究发现，胎儿黑质细胞移植除了存在利用妊娠堕胎这一伦理问题之外，还有以下问题。

（1）治疗 1 个患者需要 4~10 个胎儿

在上述的一系列论文中为了改善症状需要 5 万 ~20 万个 TH（tyrosine hydroxylase，酪氨酸羟化酶，多巴胺神经细胞标志物）阳性细胞在纹状体上存活。在双盲试验中 1 个胎儿的细胞移植并没有观察到有明显的症状改善。但是在临床实践中，同时对多个胎儿进行人工妊娠中断很不现实，需要对胎儿组织进行暂时性冷藏保存，在此期间细胞的成活率会下降。同时，Freed 等对提取的组织先进行培养（约 4 周）后再进行移植，但在此期间存在着细胞分化及组成发生变化的可能性[9]。

（2）移植后可以观察到运动障碍

在双盲试验移植后，15%~56% 的患者可以观察到手足不随意性运动障碍。在使用药物引起的控制不良时多巴胺浓度过高就可见运动障碍，但这些患者即使终止了左旋多巴治疗，运动障碍也没有消失。其原因在于移植细胞与受体脑的突触形成不充分，在受体脑的反馈调节下对多巴胺的释放控制不良。而且有报告显示，胎儿脑组织中含有的 5- 羟色胺神经细胞与之相关[11]。5- 羟色胺神经细胞摄取存在于细胞间隙的多巴胺，经过贮藏之后释放，可以促进多巴胺神经末端的多巴胺转运体释放多巴胺[12]。目前在接受胎儿细胞移植后出现运动障碍的患者中，可见 5- 羟色胺神经细胞的存活，通过抑制其功能可以改善运动障碍的症状[13]。也就是说，对于有效的移植来说必须向纹状体投射 A9 型多巴胺神经细胞（以后详述）。但是存在于胎儿中脑腹侧组织的细胞，特别是 5-羟色胺神经细胞有时也会引起运动障碍。

针对左旋多巴反应性良好的患者，如果能够对于胎儿中脑腹侧给予足够量的细胞，并使其存活，便可以期待其远期良好的效果。但是目前很难获得足够的细胞数量，以取得良好的效果，同时还存在细胞质量的问题。

6.3　对多能干细胞进行多巴胺神经细胞诱导

为了克服上述的胎儿细胞移植问题，应用多能干细胞进行移植受到关注。对于 ES 细胞、iPS 细胞已在本系列丛书第一分册中进行详细的解说。利用这些细胞进行帕金森病治疗时，首先要在多能干细胞的状态下使细胞进行充分的增殖，然后诱导出神经干细胞，进一步诱导多巴胺神经细胞，或者需要进一步筛选细胞。由于干细胞可以进行自我增殖，通过培养可以得到大量且比较均匀的细胞，也可以冷冻保存。因此，可以解决量的问题。而且如果能够控制分化，理论上可以得到仅用于治疗帕金森病所需要的细胞。虽然在胎儿细胞移植的情况下会混入不需要的细胞，而且获得均匀的细胞也比较困难，但通过利用干细胞期待这些质的问题可以得到解决。

6.3.1　外胚层神经系细胞的诱导

从多能干细胞也可以分化出神经系细胞以外的中胚层和内胚层的细胞。并且，根据细胞株的不同也存在对分化具有抵抗性而残留未分化细胞的情况，这些都是移植后形成肿瘤的原因[14]。因此，在多能性干细胞分化诱导时，首先高效率地诱导出神经系细胞十分重要。通过对 BMP 信号与 Nodal/Activin/TGF-β 信号同时进行抑制，可以提高向神经系的分化效率[15]。笔者等应用低分子化合物抑制这些信号，在没有应用过滤装置的浮悬培养系中，可以将人 ES 细胞、iPS 细胞成功诱导成神经系细胞[16]。应用这种方法只能诱导神经系细胞，但中枢神经系从前脑至脊髓前后轴较长，而且腹侧与背侧的细胞集落不同，因此进行诱导时有必要以分化成中脑腹侧的多巴胺神经细胞为条件进行培养。

6.3.2 A9 型多巴胺神经细胞

多巴胺神经细胞的代表性标志物是调节多巴胺合成速率的 TH（酪氨酸羟化酶），在中脑的多巴胺神经具有 A9、A10 亚型，因帕金森病而脱落的是从黑质向纹状体投射的 A9 型多巴胺神经细胞[17]。胎鼠中脑腹侧组织中包含 A9 型与 A10 型的细胞，但在移植中特别是 A9 型细胞成活于移植区的边缘，可以观察到在受体脑中神经突起的伸长。同时，A10 型细胞具有在移植区中心部成活的倾向。也就是说，为了在受体脑中保证神经突起伸长并形成突触，有必要移植可以向纹状体投射的 A9 型细胞[18]。而且在临床病例中也观察到 A9 型多巴胺神经细胞有助于改善帕金森病的症状。因此，为了治疗帕金森病，从多能干细胞诱导出 A9 型多巴胺神经细胞十分必要。但是，在黑质以外在红核（A8）、腹侧核（A10）、间脑（A11）、弓状核（A12）、不明带（A13、A14）、嗅球（A15）等处也存在着多巴胺神经细胞，为了确定 A9 型多巴胺神经细胞，有必要验证 TH 以外的标志物（Pitx3、Girk2、DAT 等）的表达[19, 20]。

6.3.3 多巴胺神经细胞的诱导

从多能干细胞诱导成为多巴胺神经细胞的方法很多。2000 年发明了将来源于小鼠颅骨间质的饲养细胞共同培养的方法，称为 SDIA 法[21]。还可以首先建立胚样体，然后按顺序添加 FGF-8、Shh 等分化诱导因子，这一方法称为五步法[22]。作为饲养细胞除 PA6 细胞外还存在 MS5 细胞、塞尔托利细胞、羊膜细胞、人胎儿中脑星形细胞等。在饲养细胞作用下的分子机制还未阐明，也有报告显示 CXCL2、多效生长因子、IGF-2、肝配蛋白 B1[23]、Wnt5a[24] 等因子与此相关。并且，作为五步法的辅助因子，也使用在通常发生过程中常见的生长因子和细胞因子。例如，Shh、FGF-8、抗坏血酸、白介素 1β、GDNF、neurturin、TGF-β3、双丁酰环磷腺苷、维生素 B_{12}、BDNF、神经营养因子 3FGF-20 等。人 ES 细胞、iPS 细胞也可以应用以上方法或者通过两者的组合诱导出多巴胺细胞，有报告显示在体外观察到多巴胺合成及活动电位的发生[25, 26]。

6.4 来源于多能干细胞的多巴胺神经细胞的移植

6.4.1 为改善症状所必需的多巴胺神经细胞数

在研究时必须明确，为了改善帕金森病的症状究竟需要多少数量的多巴胺神经细胞存活。有研究显示了胎儿细胞移植时为保证效果所必需存活的 TH 阳性细胞数，在不同研究之间存在一些差异。在一项双盲试验中，两侧纹状体的 TH 阳性细胞合计有 44 000 个，移植 3 年后神经评分（UPDRS 评分）改善了 33%[9]。在另一个实验中，TH 阳性细胞共存活了 22 6000 个，移植 3 年后评分改善了 31%（运动评分改善了 54%）[7]。通过多个研究得到的较为一致的意见是，两侧共需移植 5 万~20 万个细胞，平均为 10 万个细胞。同时，在脑内细胞移植的成活率只有 10% 左右。从食蟹猴的 ES 细胞诱导出的神经前体细胞移植到帕金森病模型猴的脑内，笔者等的实验中成活率仅为 2%[27]。因此，在临床实际中有必要克服细胞移植的低成活率，并在提高成活率方面进行研究。在细胞移植后细胞死亡约 90% 发生在移植后的 4 天内。其可能的原因包括：①在细胞的准备、移植过程中发生的机械性损伤。②营养因子的不足。③急性炎症反应。细胞移植时存在细胞分散的情况，此时，细胞内的 Rho-ROCK 通路得到活化，通过使用此通路的抑制剂可以减少细胞的死亡 [28、29]。

6.4.2 受体脑与突触形成

为了改善症状不仅需要考虑 TH 阳性细胞成活的数目，还需要考虑成活细胞神经突起伸展的程度。也就是说，在纹状体中究竟能够投射到多大范围，并且是否在受体脑间形成突触也十分重要。如上所述，中脑腹侧不仅存在从黑质投射到纹状体的 A9 型多巴胺神经，而且从腹侧被覆区至边缘还存在着投射至大脑皮质的 A10 型多巴胺神经（但在灵长类动物中表现较为复杂）。在移植后的脑解剖分析后发现，A9 型多巴胺神经细胞（Girk2 阳性）存在于移植区的边缘侧，也就是与受体脑的交界面，A10 型多巴胺神经细胞（钙结合蛋白阳性）位于中心部 [7]。为了形成受体的纹状体神经和突触，需要移植 A9 型多巴胺神经细胞。组织学已证实，成活的 TH 阳性细胞向受体脑伸展出神经突起。但是目前应用电生理学方法来证明在受体脑内形成突触在技术上还存在着难题。在向大鼠脑内进行细胞移植后，在电子显微镜下可以观察到突触的存在 [30]。对胎鼠脑室进行细胞移植后，小鼠 ES 细胞来源的神经细胞在新生大鼠脑实质内大范围移动，可见突触关联蛋白 PSD-95 的表达，电镜下可以观察到突触结构，在脑切片中可以见到介于 AMPA 和 GABAa 受体之间的突触 [31]。

6.4.3 帕金森病动物模型

目前已经确立了帕金森病动物模型的制作方法及评价方法，使细胞移植对于脑功能改善的分析成为可能。帕金森病动物模型通过应用 MPTP（1-methyl4-phenl1.2.3.6-tetahydropyridine）、6-OHDA（6hydroxydopamine）等神经毒素来选择性破坏黑质 - 纹状体的神经细胞来制作。在大鼠中主要通过单侧应用 6-OHDA 引起黑质 - 纹状体障碍，在此单侧模型中应用安非他命、阿扑吗啡等药物可以观察到由于多巴胺释放的左右不均衡导致的回旋运动。向患侧纹状体移植多巴胺神经细胞，多巴胺得到适当产生后可观察到左右的平衡得到了改善，但仍可见回旋运动。通过对回旋运动的变化进行定量分析，可以对移植的细胞是否作为多巴胺神经细胞而在脑内行使功能做出评价。对于灵长类动物是全身性反复应用 MPTP 而制成。由于此模型与人类的帕金森在生化学、病理学、行为学等方面十分相似，因此可以观察到明显特征性的表现，如肌僵直、震颤、运动迟缓等 [32]。因此，可以进行与人临床相同的分数评价 [33]，同时也可以采用摄像的自主运动定量评价 [34]。由于体型较大，还可以进行 MRI、PET 等与人相同的影像学评价 [35]。通过用于灵长类动物而对临床应用进行模拟后可以进行临床前期试验。

6.4.4　干细胞来源的多巴胺神经细胞移植的结果

　　采用由多能干细胞诱导出的多巴胺神经细胞移植后，能否得到与胎儿细胞移植相同的帕金森病症状的改善呢？在由人 ES 细胞诱导出的多巴胺神经细胞移植到帕金森病模型大鼠的纹状体的实验中，在足够量的 TH 阳性细胞存活的病例中观察到了行动的改善 [36-39]。其中 Cho 等在移植后 4 周内观察到了模型大鼠行动的改善，12 周后在移植区可见 1 万个以上的 TH 阳性细胞成活，并且没有观察到肿瘤化 [40]。笔者等也将由食蟹猴 ES 细胞诱导出的多巴胺神经细胞移植到食蟹猴模型的纹状体，通过 PET 观察到了与移植区部位一致的 ^{18}F-dopa 摄取的增加。移植后的行动能力缓慢得到了改善，3 个月后与对照组（培养基移植）相比可见有意义的行为改善 [27]。在 iPS 细胞应用方面，从小鼠 iPS 细胞也同样可以诱导出产生多巴胺的神经，移植至纹状体后可见模型大鼠行为的改善 [41]。在人体内向胎儿肺来源成纤维细胞（IMR90）应用病毒将 OCT4、SOX2、NANOG、LIN28 导入后可以制作人 iPS 细胞 [26]，向单发性帕金森病患者的皮肤成纤维细胞应用病毒将 OCT4、KLF4、SOX2 导入后也可以制作出人 iPS 细胞 [42]，由以上细胞可以诱导出多巴胺神经细胞。将这些细胞注入 6-OHDA 制成的帕金森病模型小鼠纹状体内，由于阿扑吗啡诱导的回旋运动减少，也就是说，通过多巴胺神经细胞的移植，可以观察到异常行动的改善。这样，在由人多能干细胞诱导出的多巴胺神经细胞移植后，至少在大鼠模型可以确切观察到动作的改善。由于在灵长类 ES 细胞中同种移植后可以改善症状，所以可以预见应用多能干细胞进行细胞移植有可能达到同样的效果。今后，由人多能干细胞诱导出的多巴胺神经细胞的效果与安全性在灵长类模型中进行验证已成为了重中之重。

6.4.5   肿瘤形成的抑制

应用多能干细胞进行细胞移植的重要课题之一是防止肿瘤形成，为了临床应用必须解决这一问题。事实上，在应用 ES 细胞的动物移植实验中，不仅是小鼠 ES 细胞的同种移植，在人 – 大鼠之间的异种移植中也有肿瘤形成的报告 [43, 44]。在笔者等的小鼠同种移植实验中，在肿瘤内增殖的细胞（Ki67 阳性）中有 Oct3/4、SSEA1、E 角蛋白等未分化 ES 细胞标志物表达，形成了与神经干细胞标志物的 Musashi-1 阳性细胞不同的细胞集落。也就是说，在移植的细胞中还残存着未分化的 ES 细胞，而这些细胞会在脑内增殖，并与肿瘤形成相关。

为了防止未分化 ES、iPS 细胞的混入有两种方法。其一是充分进行分化诱导，将未分化的 ES 细胞、iPS 细胞全部转化为分化细胞的方法。Brederlau 等通过将人 ES 细胞与 PA6 细胞共同培养（SDIA 法）进行分化诱导，经历了 16 天的分化诱导后依然残存着未分化的 ES 细胞，移植入脑内后形成了肿瘤；但进行 23 天分化诱导后未分化 ES 细胞全部消失，移植后没有观察到肿瘤的形成 [44]。同时，不同的细胞株其分化效率不同，还存在具有分化抵抗性的细胞株，为了有效防止肿瘤的形成，需要通过各种方法将需要的细胞筛选出来。因此，作为更加有效的第二种方法，可以采用去除未分化细胞，或者仅筛选出目标细胞的方法。为了验证纯化方法，笔者等应用 ES 细胞采用细胞分选仪将分化为神经系的细胞（Sox1 阳性）与未分化的 ES 细胞（Oct3/4 阳性）进行分离。分别移植到正常小鼠脑细胞中，后者可见较高的肿瘤形成率而前者完全没有观察到肿瘤形成 [45]。这样的细胞分选方法在筛选安全细胞方面十分有效。之后的报告显示，通过采用 CD133、CD15、CD24、CD29 等表面标志物的组合可以纯化出神经细胞 [46, 47]。由此可见，通过细胞分类、培养法的组合可以将神经系细胞筛选出来进行移植，可以抑制肿瘤的形成。

有报告显示，iPS 细胞中也可能由于残存未分化细胞的混入导致脑移植后的肿瘤形成 [14]。而且在应用 iPS 细胞的情况下，在混入未分化细胞之外还存在重编程的问题。由于基因导入部位存在转化的可能性，应用 c-myc 基因时对基因表达可能失去控制，因源代细胞作用部位不同导致的分化效率、分化倾向有可能各不相同，以及必须保持遗传学状态的稳定性等，因此对于其安全性有必要进行严格验证。但是近年来建立了不采用基因导入的方法也未应用 c-myc 的方法创立 iPS 细胞的途径 [48]，注重安全性的人 iPS 细胞创建技术正日新月异，不断取得进步。

6.5 应用多能干细胞实现移植治疗

针对帕金森病最佳的治疗方法是有效的胎儿细胞移植，其有效性已得到充分的证实。并且，由人 ES、iPS 细胞诱导产生可以治疗帕金森病的神经细胞已经成为可能，通过对模型动物的移植已经证实了症状的改善。可以期待人 ES、iPS 细胞未来在临床上的应用，但是如果应用 ES、iPS 细胞的移植治疗，还要探讨一些需要解决的课题。

6.5.1 治疗适应证的选择

众所周知，随着帕金森病的发展会出现自主神经等多巴胺神经系以外的异常，多巴胺神经系中也会出现受体侧细胞（从纹状体向苍白球投射的抑制性神经元）多巴胺受体减少的情况。在目前为止的胎儿细胞移植的结果中已十分明确，在这样的重症病例中细胞移植效果较小。Freed 等报告显示，移植效果与术前的左旋多巴反应性相关。因此对左旋多巴产生反应从而获得症状的改善是适用于手术的必要条件 [49]。并且，由于多巴胺神经细胞的脱落，支持其生存的 bFGF、GDNF 等的含量在纹状体中会相应升高，这一点在动物实验中得到了证实 [50]。这种升高随着年龄的增加会降低，还包括患病时间的长短，因此年龄是决定是否适合手术的重要因素。应用 PET 等检查，对患者的多巴胺神经系以外的损害、对左旋多巴的反应性、受体脑的多巴胺神经支持状态等进行客观评价也是非常必要的。

6.5.2 移植方法

在帕金森病患者的纹状体中多巴胺含量降低是主要问题。因此，如果能够从移植细胞中释放出多巴胺，就可以期待短期的效果。但是，如果希望移植细胞长期存活，并且能够接受来自受体脑的负反馈就需要与受体脑神经细胞形成突触。而且为了获得更好的效果需要向较大范围进行投射。从过去的胎儿细胞移植的结果来看，神经突起伸展被限制在移植区边缘周围的 2~3mm，为了达到改善症状需要覆盖创面 1/3 和 3~4 片移植物 [51]。通过今后的受体脑环境的最优化，有必要进一步促进移植细胞神经突起的伸展。目前正在尝试着同时添加 BDNF 和 GDNF 等神经营养因子，加入基质支架、为了抑制炎症和神经胶质瘤病而给予抗 IL–6 受体抗体等多种方法 [52]。在帕金森病中常出现壳后方背侧多巴胺神经末梢脱落，因此这一部位也称为细胞移植的靶向区。通过 PET 可以准确判断出多巴胺量较低的部位，向必要的部位进行必要量的移植技术有必要进一步提高。

6.5.3　移植细胞

在临床上可以移植 6~9 周胎儿的中脑腹侧组织，但其中包含的多巴胺神经细胞的比例仅有 5%~10%，除此之外还存在其他神经细胞（GABA 和 5- 羟色胺等）、胶质细胞、神经系以外的血管细胞等。这些细胞的混入是移植后发生运动障碍的可能原因，例如 5- 羟色胺神经细胞已经显示出确切的相关性。血管系细胞的混入还会在受体脑中引发较强的炎症和免疫反应。中脑多巴胺神经细胞也分为 A9 型及 A10 型两种。也就是说，在中脑腹侧组织中对治疗帕金森病所必要的 A9 型多巴胺神经细胞仅为极少的一部分，在移植细胞中包含许多并不需要的细胞。

移植细胞中不含有未分化的 ES 细胞和 iPS 细胞是最低的基本条件，目标是 A9 型多巴胺神经细胞或其前体细胞的纯化。但是，到目前为止 A9 型多巴胺神经前体细胞特异性表面标志物并未得到认定，中脑多巴胺神经细胞的选择是目前暂时的目标。Hedlund 等研究了成熟中脑多巴胺神经细胞标志物 Pitx-3，对 ES 细胞中的 Pitx-3 以 GFP 标记，之后诱导出 GFP 阳性细胞并移植到帕金森病模型中。结果发现，大量 TH 阳性细胞成活（350~7000 个），同时观察到了回转运动的改善[53]。但是，Pitx-3 是转录因子不能直接应用于临床。Ⅱ型膜贯通丝氨酸蛋白酶 Corin 调节从中脑至脊髓在腹侧的表面蛋白的表达[54]，Chung 等将从中脑至脊髓表达 Otx-2 和 Corin 的细胞作为中脑腹侧细胞进行纯化。此细胞向大鼠模型的纹状体移植后，大部分多巴胺神经细胞得到成活，回转运动得到了改善[55]。由于 Otx-2 也是转录因子，这种方法无法在临床上直接使用，但是可以用同样的思路将中脑多巴胺神经细胞纯化后移植。

6.5.4　免疫反应

脑组织由于没有淋巴组织，仅以血脑屏障为边界，所以不易引起免疫反应，因此也称为免疫学的豁免区。但是，小胶质细胞、星形细胞等也会释放炎性细胞因子，移植时由于器具插入使局部的血脑屏障会受到破坏。因此，向脑部进行细胞移植时也有必要进行免疫抑制。在胎儿细胞移植中，与开放实验相比，双盲实验的结果并不理想的原因之一在于后者没有进行免疫抑制。Freed 等最初完全没有进行免疫抑制[9]。Olanow 等在 6 个月停止了环孢素的应用，但之后患者的神经症状恶化，在死后的脑组织尸检中确认了移植区炎症细胞的聚集。也就是说，受体脑的免疫、炎症反应对移植细胞功能有较大影响。并且，2008 年有报告证实，经过胎儿细胞移植长期随访病例（4~16 年）的脑解剖发现，在 8 例中的 3 例观察到了 Lewy 小体样的病理学改变[56-58]。虽然此 Lewy

小体的形成机制并未阐明，但移植的胎儿细胞受到了受体脑环境的影响，可见正确控制受体脑的炎症和免疫反应十分重要。

抑制免疫反应的方法之一是自体移植，也就是采用自体细胞的移植。自体移植后，理论上不会出现免疫反应。当然也会出现移植操作后的炎症反应，如果培养基内残留来源于添加物的异种蛋白，也可能出现免疫反应。如果应用多能干细胞，目前为止只能从患者本人的体细胞诱导出 iPS 细胞，在此基础上诱导出多巴胺神经细胞。因此，问题在于由患者细胞诱导出的神经细胞究竟能否发挥正常的功能。从单发病例患者中建立的 iPS 细胞中诱导出了与来源于正常人 iPS 细胞同样效率的多巴胺神经细胞[59]，通过向大鼠模型中移植观察到了行动的改善[42]。但是，从具有帕金森病相关基因 PINK1 和 PINK2 异常的家族性患者来源的 iPS 细胞诱导出的多巴胺神经细胞中，可见线粒体的功能异常及压力耐性降低等[60, 61]。因此，对来源于患者的 iPS 细胞的解析今后还有详细进行的必要，但至少目前为止，能够进行自体移植的仅限于单发病例患者。

作为可以抑制免疫反应的另外一种方法，目前已建立了针对人白细胞抗原（Human leukocyte Antigen，HLA）的人细胞库，可以应用与骨髓移植相同的 HLA 一致的细胞进行移植治疗[62, 63]。例如，采用任意的人细胞株建立出 200 株细胞系，预测在大约 80% 的日本人中至少会有 2 个基因序列一致。根据此方法，可以确定并执行安全的 ES、iPS 细胞质量标准，并进一步构建多能干细胞库。

本章探讨了胎儿细胞移植的临床结果，同时还对应用多能干细胞进行再生治疗的可能性进行了分析。由于到目前为止的胎儿细胞移植在不同的各自独立的实验标准下进行，因此在患者的适应证、移植细胞周龄及数目、手术方法、免疫抑制剂的使用方法等方面并没有统一标准。因此现在以欧洲为中心的其他单位正在进行着第三次胎儿细胞移植双盲实验[64]。但是，在日本进行胎儿细胞移植的可能性非常低，不如将重点放在应用干细胞方面。在日本，未被审批的药品及医疗器械如果希望应用于临床，必须基于医师的判断，并在基于医师法和药事法的基础上进行临床试验。前者需要厚生劳动省医政局批准，后者需要药品医疗器械综合机构进行审评。2006 年 7 月《应用人干细胞的临床研究相关指南》得到实施（2010 年 11 月全面修改），基于医师法的应用人组织干细胞的临床研究开始启动。此项指南内容可以在厚生劳动省的主页看到[65]。关于人 ES、iPS 细胞的临床应用，"与应用人干细胞的临床研究相关指南的修改相关的专门委员会"已进行讨论，此讨论记录等也可以在主页中看到。并且，与 ES、iPS 细胞的建立及使用相关的指南等可以在文部科学省的主页上看到[66]。自平成 23 年来，对临床研究实施之前的临床前期研究进行支持的《实施再生医学高速公路》政策已得到实施，期待临床应用早日实现。

关于 ES 细胞的临床应用，众所周知，美国加利福尼亚州 Geron 公司的"将来源于人 ES 细胞的少突神经胶质细胞前体细胞向急性脊髓损伤患者体内移植的临床试验"得到了美国 FDA 的批准并开始实施。为了对肿瘤形成等安全性进行认证，需要 2000 只以上的小鼠、大鼠及 1 年以上的时间。作为神经系统疾病方面世界首次进行的 ES 细胞移植，此临床实验的动向引起巨大的关注，但非常遗憾的是，2011 年 11 月由于经营上的问题，此临床试验宣布停止。已有 4 位患者参加，据说在最长 1 年的时间点上并没有出现严重的副作用[67]。综上所述，在针对神经系统疾病进行细胞移植方面，日美欧取得了各自的进展。今后必须对上述课题进行临床前研究和探讨，期待在对分化细胞的效果与安全性进行确认的基础上逐步应用于临床研究。

（高桥　淳）

文献

[1] Mason C, Dunnill P：Quantities of cells used for regenerative medicine and some implications for clinicians and bioprocessors. Regen Med 4：153-157, 2009

[2] Lee VN, Trojanowski J：Mechanisms of Parkinson's disease linked to pathological alpha-synuclein：New targets for drug discovery. Neuron 52：33-38, 2006

[3] Lindvall O, et al：Fetal dopamine-rich mesencephalic grafts in Parkinson's disease. Lancet 2：1483-1484, 1988

[4] Wenning GK, et al：Short- and long-term survival and function of unilateral intrastriatal dopaminergic grafts in Parkinson's disease. Ann Neurol 42：95-107, 1997

[5] Hagell P, et al：Sequential bilateral transplantation in Parkinson's disease：Effects of the second graft. Brain 122：1121-1132, 1999

[6] Brundin P, et al：Bilateral caudate and putamen grafts of embryonic mesencephalic tissue treated with lazaroids in Parkinson's disease. Brain 123：1380-1390, 2000

[7] Mendez I, et al：Cell type analysis of functional fetal dopamine cell suspension transplants in the striatum and substantia nigra of patients with Parkinson's disease. Brain 128：1498-1510, 2005

[8] Piccini P, et al：Dopamine release from nigral transplants visualized in vivo in a Parkinson's patient. Nat Neurosci 2：1137-1140, 1999

[9] Freed CR, et al：Transplantation of embryonic dopamine neurons for severe Parkinson's disease. N Eng J Med 344：710-719, 2001

[10] Olanow CW, et al：A double-blind controlled trial of bilateral fetal nigral transplantation in Parkinson's disease. Ann Neurol 54：403-414, 2003

[11] Ma Y, et al：Dyskinesia after fetal cell transplantation for parkinsonism：A PET study. Ann Neurol 52：628-634, 2002

[12] Politis M, et al：Serotonergic neurons mediate dyskinesia side effects in Parkinson's patients with neural transplants. Sci Transl Med 2：38-46, 2010

[13] Politis M, et al : Graft-induced dyskinesias in Parkinson's disease : High striatal serotonin/dopamine transporter ratio. Mov Disord Epub 26 : 1997-2003, 2011

[14] Miura K, et al : Variation in the safety of induced pluripotent stem cell lines. Nat Biotechnol 27 : 743-745, 2009

[15] Chambers SM, et al : Highly efficient neural conversion of human ES and iPS cells by dual inhibition of SMAD signaling. Nat Biotechnol 27 : 275-280, 2009

[16] Morizane A, et al : Small-molecule inhibitors of bone morphogenic protein and activin/ nodal signals promote highly efficient neural induction from human pluripotent stem cells. J Neurosci Res 89 : 117-126, 2011

[17] Björklund A, et al : Dopamine neuron systems in the brain : An update. Trends Neurosci 30 : 194-202, 2007

[18] Thompson L, et al : Identification of dopaminergic neurons of nigral and ventral tegmental area subtypes in grafts of fetal ventral mesencephalon based on cell morphology, protein expression, and efferent projections. J Neurosci 25 : 6467-6477, 2005

[19] Friling S, et al : Efficient production of mesencephalic dopamine neurons by Lmx1a expression in embryonic stem cells. Proc Natl Acad Sci U S A 106 : 7613-7618, 2009

[20] Cai J, et al : The role of Lmx1a in the differentiation of human embryonic stem cells into midbrain dopamine neurons in culture and after transplantation into a Parkinson's disease model. Stem Cells 27 : 220-229, 2009

[21] Kawasaki H, et al : Induction of midbrain dopaminergic neurons from ES cells by stromal cell-derived inducing activity. Neuron 28 : 31-40, 2000

[22] Lee SH, et al : Efficient generation of midbrain and hindbrain neurons from mouse embryonic stem cells. Nat Biotechnol 18 : 675-679, 2000

[23] Vazin T, et al : A novel combination of factors, termed SPIE, which promotes dopaminergic neuron differentiation from human embryonic stem cells. PLoS One 4 : e6606, 2009

[24] Hayashi H, et al : Meningeal cells induce dopaminergic neurons from embryonic stem cells. Eur J Neurosci 27 : 261-268, 2008

[25] Perrier AL, et al : Derivation of midbrain dopamine neurons from human embryonic stem cells. Proc Natl Acad Sci U S A 101 : 12543-12548, 2004

[26] Cai J, et al : Dopaminergic neurons derived from human induced pluripotent stem cells survive and integrate into 6-OHDA-lesioned rats. Stem Cells Dev 19 : 1017-1023, 2010

[27] Takagi Y, et al : Dopaminergic neurons generated from monkey embryonic stem cells function in a Parkinson primate model. J Clin Invest 115 : 102-109, 2005

[28] Watanabe K, et al : A ROCK inhibitor permits survival of dissociated human embryonic stem cells. Nat Biotech 25 : 681-686, 2007

[29] Koyanagi M, et al : Inhibition of the Rho/ROCK pathway reduces apoptosis during transplantation of embryonic stem cell-derived neural precursors. J Neurosci Res 86 : 270-280, 2008

[30] Doucet G, et al : Host afferents into intrastriatal transplants of fetal ventral mesencephalon. Exp Neurol 106 : 1-19, 1989

[31] Wernig M, et al : Functional integration of embryonic stem cell-derived neurons in vivo. J Neurosci 24 : 5258-5268, 2004

[32] Jenner P : The contribution of the MPTP-treated primate model to the development of new treatment strategies for Parkinson's disease. Parkinsonism Relat Disord 9 : 131-137, 2003

[33] Imbert C, et al : Comparison of eight clinical rating scales used for the assessment of MPTP-induced parkinsonism in the Macaque monkey. J Neurosci Methods 96 : 71-76,

2000

[34] Saiki H, et al: Objective and quantitative evaluation of motor function in a monkey model of Parkinson's disease. J Neurosci Methods 190: 198-204, 2010

[35] Oiwa Y, et al: Overlesioned hemiparkinsonian non-human primate model: Correlation between clinical, neurochemical and histochemical changes. Front Biosci 8: 155-166, 2003

[36] Ben-Hur T, et al: Transplantation of human embryonic stem cell-derived neural progenitors improves behavioral deficit in Parkinsonian rats. Stem Cells 22: 1246-1245, 2004

[37] Roy NS, et al: Functional engraftment of human ES cell-derived dopaminergic neurons enriched by coculture with telomerase-immortalized midbrain astrocytes. Nat Med 12: 1259-1268, 2006

[38] Sonntag KC, et al: Enhanced yield of neuroepithelial precursors and midbrain-like dopaminergic neurons from human embryonic stem cells using the BMP antagonist Noggin. Stem Cells 25: 411-418, 2006

[39] Yang D, et al: Human embryonic stem cell-derived dopaminergic neurons reverse functional deficit in parkinsonian rats. Stem Cells 26: 55-63, 2008

[40] Cho MS, et al: Highly efficient and large-scale generation of functional dopamine neurons from human embryonic stem cells. Proc Natl Acad Sci U S A 105: 3392-3397, 2008

[41] Wernig M, et al: Neurons derived from reprogrammed fibroblasts functionally integrate into the fetal brain and improve symptoms of rats with Parkinson's disease. Proc Natl Acad Sci U S A 105: 5856-5861, 2008

[42] Hargus G, et al: Differentiated Parkinson patient-derived induced pluripotent stem cells grow in the adult rodent brain and reduce motor asymmetry in Parkinsonian rats. Proc Natl Acad Sci U S A 107: 15921-15926, 2010

[43] Schulz TC, et al: Differentiation of human embryonic stem cells to dopaminergic neurons in serum-free suspension culture. Stem Cells 22: 1218-1238, 2004

[44] Brederlau A, et al: Transplantation of human embryonic stem cell-derived cells to a rat model of Parkinson's disease: Effect of in vitro differentiation on graft survival and teratoma formation. Stem Cells 24: 1433-1440, 2006

[45] Fukuda H, et al: Fluorescence-activated cell sorting-based purification of embryonic stem cell-derived neural precursors averts tumor formation after transplantation. Stem Cells 24: 763-771, 2006

[46] Panchision DM, et al: Optimized flow cytometric analysis of central nervous system tissue reveals novel functional relationships among cells expressing CD133, CD15, and CD24. Stem Cells 25: 1560-1570, 2007

[47] Pruszak J, et al: CD15, CD24 and CD29 Define a Surface Biomarker Code for Neural Lineage Differentiation of Stem Cells. Stem Cells 27: 2928-2940, 2009

[48] Okita K, et al: A more efficient method to generate integration-free human iPS cells. Nature Methods 8: 409-412, 2011

[49] Freed C: Do patients with Parkinson's disease benefit from embryonic dopamine cell transplantation? J Neurol 250: 44-46, 2003

[50] Nakajima K, et al: GDNF is a major component of trophic activity in DA-depleted striatum for survival and neurite extension of DAergic neurons. Brain Res 916: 76-84, 2001

[51] Lindvall O and Bjorklund A: Cell therapy in Parkinson's disease. NeuroRx 1: 382-393, 2004

[52] Gomi M, et al: Single and local blockade of IL-6 signaling promotes neuronal differentiation of transplanted ES cell-derived neural precursor cells. J Neurosci Res 89: 1388-1399, 2011

[53] Hedlund E, et al: Embryonic stem cell-derived Pitx3-enhanced green fluorescent protein midbrain dopamine neurons survive enrichment by fluorescence-activated cell sorting and function in an animal model of Parkinson's disease. Stem Cells 26: 1526-1536, 2008

[54] Ono Y, et al: Differences in neurogenic potential in floor plate cells along an anteroposterior location: Midbrain dopaminergic neurons originate from mesencephalic floor plate cells. Development 134: 3213-3225, 2007

[55] Chung S, et al: ES cell-derived renewable and functional midbrain dopaminergic progenitors. Proc Natl Acad Sci U S A 108: 9703-9708, 2011

[56] Li JY, et al: Lewy bodies in grafted neurons in subjects with Parkinson's disease suggest host-to-graft disease propagation. Nat Med 14: 501-503, 2008

[57] Kordower JH, et al: Lewy body-like pathology in long-term embryonic nigral transplants in Parkinson's disease. Nat Med 14: 504-506, 2008

[58] Mendez I, et al: Dopamine neurons implanted in people with Parkinson's disease survive without pathology for 14 years. Nat Med 14: 507-509, 2008

[59] Soldner F, et al: Parkinson's disease patient-derived induced pluripotent stem cells free of viral reprogramming factors. Cell 136: 964-977, 2009

[60] Seibler P, et al: Mitochondrial Parkin recruitment is impaired in neurons derived from mutant PINK1 induced pluripotent stem cells. J Neurosci 31: 5970-5976, 2011

[61] Nguyen HN, et al: LRRK2 mutant iPSC-derived DA neurons demonstrate increased susceptibility to oxidative stress. Cell Stem Cell 8: 267-280, 2011

[62] Nakajima F, et al: Human leukocyte antigen matching estimations in a hypothetical bank of human embryonic stem cell lines in the Japanese population for use in cell transplantation therapy. Stem Cells 25: 983-985, 2007

[63] Nakatsuji N, et al: HLA-haplotype banking and iPS cells. Nat Biotechnol 26: 739-740, 2008

[64] http://www.transeuro.org.uk/index.html

[65] http://www.mhlw.go.jp/bunya/kenkou/iryousaisei.html

[66] http://www.lifescience.mext.go.jp/bioethics/hito_es.html

[67] http://cell-therapies.geron.com/grnopc1_pipeline

7. 脊髓损伤的再生治疗

　　20 世纪初西班牙的神经解剖学权威卡扎尔（Santiago Ramony Cajal）提出，神经系统一旦发育完成，生长和再生功能将趋于停止。在很长一段时间内医学界普遍认为，成体哺乳类的中枢神经系统，特别是脊髓一旦受到损伤就不会再生。但是，1992 年 Reynolds 与 Weiss 等确定了神经干细胞[1]，之后在包括人在内的哺乳动物中建立了神经干细胞 / 神经前体细胞（neural stem/progenitor cell，NS/PC）的培养方法[2-4]，使发生过程中及成体的哺乳类中枢神经系中 NS/PC 的分子生物学特性得到了阐明[5-10]，具有较强的增殖能力和多向分化能力，并使其在神经变性疾病、神经损伤中一度坏死的神经系细胞和组织再生的许多尝试得以进行。神经干细胞一边维持着未分化状态，一边进行分裂与增殖，具有生成与自己相同干细胞的自我复制能力，以及产生神经系组成细胞的神经元、星形细胞、少突胶质细胞 3 类细胞的多向分化能力。Reynolds 与 Weiss 等采用神经球法[11]，Smith 等采用黏附培养法[12]均成功培养了 NS/PC。为了得到一定数量的细胞，需要将其变为可用于细胞治疗的供体细胞。特别是在脊髓损伤的研究中，针对大鼠脊髓损伤进行了胎鼠脊髓移植[13]。在笔者等的研究室中，进行了针对大鼠脊髓损伤的体外培养、增殖的胎鼠脊髓来源的神经干细胞用于损伤后亚急性期移植的有效性观察[14]、针对小鼠脊髓损伤的胎鼠纹状体来源的神经干细胞移植的有效性及移植细胞的生物学转化分析等研究[15]。同时，作为以临床应用为目标的临床前期试验，对于灵长类猕猴脊髓损伤模型进行了人胎脑来源的神经干细胞移植[16, 17]。其中部分研究结果显示良好的功能恢复。这些研究是通过人神经干细胞体外培养、增殖、传代和移植等进行的，其未来应用值得期待。但是，人神经干细胞临床应用的一个不利因素是必须从终止妊娠的胎儿脑中取材，因此目前日本在临床应用方面还没有制订具体的时间表。

　　而且关于脊髓损伤的疾病自身，目前仍然存在许多不明之处。脊髓损伤随着损伤后时间的延长，针对损伤的炎症反应等生物体反应每时每刻都在进行着复杂的变化。而且，在临床实际中，有关脊髓休克、损伤脊髓、恢复在损伤早期进行准确的预后判断目前仍未实现，而且与慢性期疾病相关的实验研究也并不充分。对于伴随着复杂时间变化的脊髓损伤的治疗战略，Schwab 等提出了 5 种策略[18]：①神经保护。②神经修复。③神经更新 / 可塑性。④轴索引导至非传入侧。⑤神经再生（细胞和组织移植）。

近年来，通过向体细胞导入数种基因，制作出具有胚胎干细胞（embryonic stem，ES）样多分化能力与增殖能力的人工诱导多能干细胞[19-21]。从患者本人建立 iPS 细胞，分化诱导出神经干细胞、神经前体细胞后可以移植到脊髓损伤部位。如果能够实现这种定制型细胞移植治疗，就可以避免伦理问题及移植时的排斥反应等问题。在本章，将着重对上述 Schwab 等提出的细胞再生（干细胞移植）进行阐述，对应用胎仔来源的 NS/PC 研究的历史、有代替 NS/PC 细胞源可能的 ES 细胞及 iPS 细胞来源的神经干细胞体外的诱导培养法、iPS 细胞进一步诱导得到的神经干细胞的安全性以及向脊髓损伤模型进行在体细胞移植研究的结果进行概述。

7.1　应用胎仔来源的 NS/PC 治疗脊髓损伤的再生医学

Bregman 等在针对小鼠脊髓损伤模型采用胎鼠脊髓移植的有效性进行报道之后，Weiss 等报道了神经球法细胞培养，在体外培养使 NS/PC 增殖后，进行了向损伤的脊髓部位移植的研究，但很遗憾其有效性未能得到确认。损伤后虽进行了 NS/PC 的移植，但移植后存活的 NS/PC 在损伤的脊髓内几乎都分化成了星形细胞，因此考虑在损伤的脊髓内移植细胞并不能促进功能的恢复[22]。其中，在笔者等的研究室中，小川等进行了将体外增殖得到的胎鼠脊髓来源的 NS/PC 向鼠颈髓挫伤模型中移植的研究。同样在损伤之后进行及时移植并不能促进功能的恢复，但在损伤后第 9 天时向损伤中心部位进行移植后，与对照组相比得到了有意义的上肢功能的恢复[14]。移植后成活的细胞分化为神经元、星形细胞及少突胶质细胞等中枢神经系统的 3 种细胞，显示形成了功能性突触。因此，在向脊髓损伤部位进行 NS/PC 移植时，选择移植的最佳时机（therapeutic time window，图 7.1）至关重要。也就是说，在损伤之后的急性期，由于所谓的二次损伤，炎性细胞因子表达亢进的"炎症期"并不适用于移植，在损伤 2 周之后的慢性期由于进入胶质瘢痕形成期，有可能妨碍移植细胞成活，所以在损伤后亚急性期的第 9 天左右，对于大鼠脊髓挫伤模型是最适合移植的时机[14]。

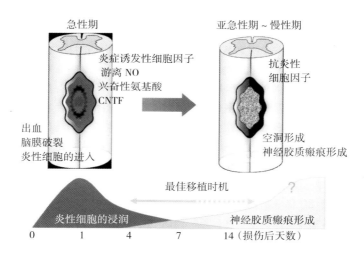

图 7.1　脊髓损伤后 NS/PC 移植的最佳时机
损伤后早期炎性细胞因子等强表达，慢性期在损伤部位空洞、神经胶质瘢痕形成明显。

　　笔者研究室的渡边等从胎生 13.5 天大鼠的脑（纹状体）与脊髓各自通过神经球法制作 NS/PC，就其分化能力及脊髓损伤模型的有效性进行了比较研究[23]。结果发现，在体外脊髓来源的 NS/PC 向少突胶质系细胞的分化效率更高，但在培养得到的细胞数目及增殖能力方面，纹状体来源的 NS/PC 更高。在向大鼠第 10 胸椎挫伤模型的抑制试验中，纹状体来源和脊髓来源的 NS/PC 与对照组相比，均得到了有意义的下肢功能恢复，纹状体、脊髓来源的两组之间未见到有意义的差别。由这些结果可知，从临床应用来看，增殖能力更强、得到细胞数更多的纹状体来源的 NS/PC 更加适用于临床实践[23]。

　　基于以上结果，作为临床前期试验，岩波等采用了比啮齿类更接近于人的灵长类狨猴（图 7.2）制作了第 5 颈髓挫伤的模型，进行了人胎儿脑来源的 NS/PC 移植[16, 17]。在使用免疫抑制剂的条件下，在损伤后第 9 天进行了向损伤部中心的细胞移植，移植细胞成活并分化成了中枢神经系统的 3 种细胞，与对照组相比也证实了有意义的上下肢运动功能的恢复[16]。应用 MRI 观察后发现，在 NS/PC 移植组中损伤部位形成的空洞与对照组相比得到了抑制，虽然仍然处于观察期，但是已证实移植细胞未形成肿瘤。此运动功能的恢复，考虑是成活细胞的突触形成、神经胶质支持、营养支持等作用的结果[24]。

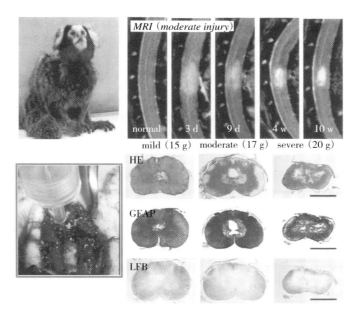

图 7.2 灵长类狨猴的脊髓损伤模型的建立 （根据文献 16 修改）

狨猴与人类相同，为灵长类并且属于真猿类。采用 MASCIS 制作的重锤落下法颈髓损伤模型，对损伤程度进行组织学分析，并进行验证。

以上研究证实，胎儿组织来源的 NS/PC 作为移植细胞源是有效的，但是在日本，由于存在使用终止妊娠获取胎儿组织的伦理问题，因此在临床上无法应用。进入 21 世纪后被称为"万能细胞"的 ES 细胞的研究不断取得进展，有可能克服使用胎儿组织的问题，因此受到了广泛的关注。

7.2 ES 细胞来源的神经干细胞

7.2.1 试管内神经发生模型与小鼠 ES 细胞来源的神经干细胞

神经干细胞如前所述是具有自我复制能力及多向分化能力的细胞，但根据其产生的时期及场所，其分化能力与增殖能力被严格调控，并非所有的神经干细胞都具有同样的性质。神经干细胞在胎生第 5 天（E5.5）就已经存在。在此期间的神经干细胞为非成纤维细胞生长因子（fibroblast growth factor-2，FGF）依赖型，在体外白血病抑制因子（leukemia inhibitory facter，LIF）的存在下可以进行培养[25]。在胎生期相对较早的时期（E8.5~E12.5），此神经干细胞在 FGF-2 存在的条件下可以在体外进行培养。从此时期至胎生后期存在于脑室周围的放射状胶质具有神经干细胞的性质，在通过镜像分裂进行自我复制的同时，还通过进行非对称分裂而产生神经元[26, 27]。之后从发生后期至新生儿期，在成体脑中神经干细胞主要存在于脑室周围，不仅产生神经元，同时产生胶质细胞（星形细胞、少突胶质细胞）[28]。胎生期之后的神经干细胞在FGF-2和表皮生长因子（epidermal grown factor，EGF）的作用下增殖。但是，后期出现的神经干细胞不能像早期产生的胆碱动作性神经元、多巴胺动作性神经元、运动性神经元那样产生投射型神经元（early-born projection neuron）。这样神经干细胞由于其产生时特定的时机及地点，被赋予了时间上和空间上的特异性，其分化能力与增殖能力受到调控。

　　笔者的合作研究者冈田等应用来源于小鼠ES细胞的内部细胞团，诱导出了存在于发生较早阶段的具有高度可塑性的神经干细胞。也就是说，在体外模仿了时间上和空间上的特异性的神经发生，成功构建了试管内神经发生模型培养系统（图7.3）[29]。在培养系统建立过程中，首先从ES细胞中去除了维持未分化状态所必需的LIF，通过悬浮培养形成含有三胚层来源细胞的类胚体（embryoid body，EB）。此EB中含有相对早期的神经干细胞，将其在无血清的神经干细胞培养基中，在FGF-2存在的条件下进行悬浮培养，作为神经球可以选择性培养神经干细胞。在EB形成时，通过抑制BMP作用可以促进向神经上皮的分化，应用对形成前脑具有重要作用的低浓度的Noggin，或者是对神经诱导、对后脑及前方脊髓的发生具有重要作用的维甲酸（retinoic，RA），可以提高EB中神经干细胞的比例，提高神经球的形成效率。这样形成的一级（primary）神经球可以传代培养成二级（secondary）、三级（tertiary）神经球，而且从一级神经球几乎只能诱导出神经元，而由二级、三级神经球不仅能够诱导出神经元，还能够诱导出星形细胞、少突胶质细胞等胶质细胞（图7.4）。因此可以重复进行传代培养，通过具有产生神经系统的三胚层细胞的能力来看，证实了此小鼠ES细胞来源的神经球是具有自我复制能力与多向分化能力的神经干细胞。而且这种伴随着传代而发生的分化能力的变化，也反映了在发生初期只能生成神经元，到了中期以后开始产生胶质细胞的体内神经系统发生时序性的变化。在EB形成时通过添加Noggin，或者改变RA添加的浓度，可以对诱导出的神经干细胞的前后轴区域进行特异性调节。并且，通过添加一级神经球形成时的腹侧化因子Sonic hedgehog（Shh）、背侧化因子BMP4和Wnt3a，可以沿着背腹轴进行领域特异性调控[29]。由此可见，通过在培养的适当时期加入适当的因子可以对神经干细胞的区域特异性进行自由调节（图7.3）。

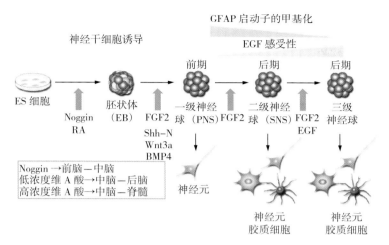

图7.3 采用小鼠 ES 细胞来源的神经细胞体外神经系统发生模型 （根据文献 27 修改）

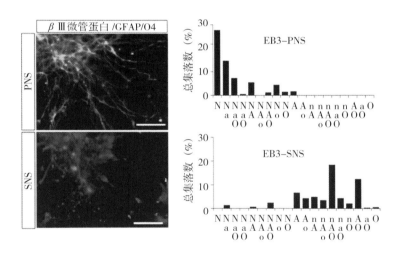

图7.4 ES 细胞 （EB3） 来源的一级神经球 （PNS）、二级神经球 （SNS） 向神经元、星形细胞、少突胶质细胞的分化诱导 （根据文献 33 修改）
在 PNS 中神经元占优势，在 SNS 中还分化成星形细胞、少突胶质细胞。β Ⅲ 微管蛋白是神经元标志物，GFAP 是星形细胞标志物，O4 是少突胶质细胞标志物。N、A、O 表示有 20 个以上细胞存在于集落中，n、a、o 表示存在 20 个以下的少数细胞。

7.2.2　向损伤脊髓进行的小鼠 ES 细胞来源的神经干细胞移植

　　ES 细胞的自我复制能力、多向分化能力和遗传学顺应性有很大魅力，应用小鼠 ES 细胞诱导神经元的方法目前正得到广泛的研究[30]，可以说 ES 细胞

来源的神经干 / 前体细胞是较为理想的移植细胞源。在考虑 ES 细胞移植的基础上，作为移植细胞的分化阶段，从未分化的 ES 细胞到类胚体，再到分化的神经元有各种各样。分化程度越低，细胞移植后畸胎瘤的发生率越高[31]。关于应用 ES 细胞移植对脊髓损伤的有效性方面，1999 年有学者从小鼠 ES 细胞中形成 EB 后向大鼠损伤脊髓进行了移植，结果显示功能恢复良好[32]，但在相对未分化的 EB 阶段进行移植，经过长时间的观察后无法排除肿瘤发生的风险。Keirstead 等通过应用含有胰岛素、甲状腺素等促进少突神经胶质细胞分化因子的培养液，确立了从人 ES 细胞中高效诱导出高纯度少突胶质神经细胞前体细胞的方法，将其向大鼠的损伤脊髓内移植。结果显示，脱髓鞘的轴索出现复髓鞘化，后肢功能得到恢复[33]。之后山田等从 ES 细胞得到类胚体后，通过施加电刺激选择性诱导出神经元，然后向损伤的脊髓进行移植，与在损伤脊髓内未进行电刺激的 EB 移植相比，分化出更高效率的神经元。同时，给予电刺激的 EB 与没有给予电刺激的 EB 相比，受抑制的程度较低。虽然在安全方面得到证实，但并没有达到脊髓损伤后后肢功能的完全性恢复[34]。在所有研究中，依然未得到定论的是，从 ES 细胞哪一阶段诱导的神经前体细胞更适于亚急性期的移植疗法。

　　为此本研究室的熊谷等应用上述的冈田培养系统，采用从小鼠 ES 细胞经过 EB 形成诱导出的一级神经球（primary neuro-sphere，PNS）和经过一次传代后得到的二级神经球（Secohdory neuro-sphere，SNS），在损伤后第 9 天进行了向小鼠脊髓挫伤模型的亚急性期移植，就其有效性进行了探讨[35]。如上所述，PNS 几乎都分化成为神经元，SNS 分化为神经元、星形细胞、少突胶质细胞等三系细胞[29]。结果发现，在应用荧光酶的生物显像中大约 20% 的细胞成活，在体内可以观察到向神经系统 3 个组成细胞分化的倾向（图 7.5）。同时，在 SNS 移植组中，在挫伤后萎缩性变化与脱髓鞘变化方面，与 PNS 移植组相比有明显的抑制作用。在 SNS 组中损伤脊髓内的血管新生也得到了促进。通过后肢功能评价发现，与对照组（PBS 移植组）相比只有 SNS 移植组功能改善效果明显。并且可以观察到萎缩性变化及脱髓鞘的抑制、促进血管新生、促进轴索伸展等效果，而且发现了移植细胞的再髓鞘化作用。这些结果显示，将 ES 细胞应用于脊髓损伤治疗，不仅需要移植生成神经元的神经干 / 前体细胞，而且需要移植能够同时产生神经元和胶质细胞的神经干 / 前体细胞。这些研究结果对于今后的 ES 及 iPS 细胞移植疗法的实现有着非常重要的参考意义。但是与胎儿来源神经干细胞相同，如果着眼于面向人的应用，ES 细胞需要应用

剩余的胚胎，无法避免伦理问题。并且，胎儿来源的神经干细胞存在同种异
体移植（allograft）的免疫学排斥反应，应用胎儿期细胞还存在肿瘤化的风险，
这些问题都迫切需要解决。

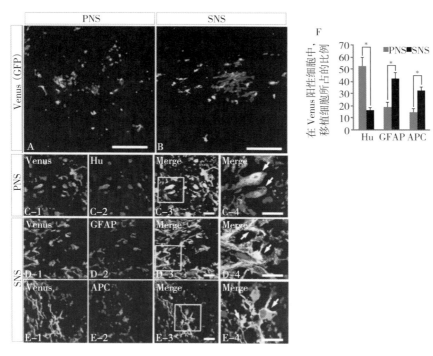

图 7.5 损伤脊髓内的 ES 向 PNS、SNS 的分化（根据文献 33 修改，参照卷首插图 3）
被移植的 PNS 和 SNS 都在损伤脊髓内存活（A、B），在体内呈现向 3 种神经细胞分化的倾向，PNS 以
分化为神经元为主（C），SNS 以分化为星形细胞和少突胶质细胞为主（D）。Venus（GFP）为损伤脊髓
内存活的移植细胞标志物，Hu 为神经元标志物，GFAP 为星形细胞标志物，APC 为少突胶质细胞的标
志物。F 表示在 Venus 阳性细胞中，Hu、GFAP、APC 表示分别所占比例的图表。

7.3 iPS 细胞来源的神经干细胞

7.3.1 应用小鼠 iPS 细胞来源的神经干细胞的安全性探索

如前所述，应用干细胞为诸多问题的解决提供了思路，2006 年、2007 年
京都大学的山中伸弥教授等分别采用小鼠、人成纤维细胞建立了 iPS 细胞[19、20]。
iPS 细胞是通过向小鼠 / 人成纤维细胞内导入 Oct3/4、Sox2、Klf4、（c–Myc）等
基因来对体细胞进行重编程，从而形成具有与 ES 细胞相同水平的增殖能力与
多向分化能力的多能干细胞。iPS 细胞可以由各自患者的体细胞来建立，可以

解决上述的伦理问题和免疫学排斥反应问题，因而备受期待。但是应用 iPS 细胞时，需要利用病毒等导入外来基因，而且重编程有不完全进行的可能性，因此比应用 ES 细胞具有更大的肿瘤化风险。

三浦等最近指出，iPS 细胞向神经系分化诱导的应答性及移植后的安全性存在巨大差异[36]。目前已应用在山中研究室建立的小鼠 iPS 细胞 36 株进行神经球的分化诱导，通过向免疫不全小鼠，即 NOD/SCID 小鼠脑的纹状体移植来进行体内的分化能力与移植后的安全性评价。结果发现，几乎所有的 iPS 细胞株都可以向神经球分化。但是，通过流式细胞仪进行详细解析之后发现，在神经球中残存的 Nanog-EGFP 阳性未分化细胞的比例与 iPS 细胞来源的体细胞明显不同（图 7.6）。来源于胎仔成纤维细胞的细胞株显示出了与 ES 细胞相同的分化诱导的应答性，神经球中未分化细胞几乎不存在。在这些移植了 MEF-iPS 细胞株来源的神经球的小鼠组中，移植后的畸胎瘤形成情况，与 ES 细胞株来源神经球移植后相同，具有低频率却轻微的特征。在由成体胃上皮细胞（Stm）制作的 iPS 细胞 2 株的移植组中，在 16 周的观察期间并没有观察到畸胎瘤的形成。另外，成体成纤维细胞来源的 iPS 细胞株显示出有意义的分化抵抗性，在分化诱导后的神经球中残存着许多未分化的细胞。在这些 TTF-iPS 细胞来源的神经球移植小鼠组中，观察到了有意义的大畸胎瘤的形成，许多小鼠在短期内变得衰弱或者死亡。在成体肝细胞来源 iPS 细胞株分化诱导的应答性及肿瘤形成能力方面，处于 MEF-iPS 细胞株与 TTF-iPS 细胞株之间（图 7.6）。同时研究发现，是否导入了 c-Myc、建立时是否进行初始化细胞筛选等，对 iPS 细胞的分化诱导的应答性及移植后的安全性并没有造成影响。关于为何源细胞的不同会导致 iPS 细胞分化能力的不同，原因之一是存在着来自体细胞源的基因表达形式残留的可能性，今后需要进行更加详细的解析。

7.3.2　应用"安全的"iPS 细胞克隆来源的神经球进行脊髓损伤治疗

经过上述的向免疫不全小鼠进行的移植实验，在 6 个月时间内完全没有形成肿瘤的"安全的"克隆之中，首先选择应用了 MEF 来源（Nanog-EGFP 转基因小鼠来源）的克隆，即 38C2 克隆制作的神经球，笔者等进行了向脊髓损伤模型小鼠的移植实验[37]。应用雌性 8 周龄 C57B16/J 小鼠，损伤方式选择在第 10 胸椎高位应用 I-H 冲击器在电脑调节下制作挫伤，在损伤后亚急性期的第 9 天[14, 15]将 5×10^5 个细胞向损伤中心部位进行移植。移植前应用慢病毒在移植细胞内导入作为荧光素酶之一的 CBRluc 基因与红色荧光蛋白基因 mRFP，将移植细胞的存活状况通过虫荧光素酶发光进行生物成像，从而实现动物在存

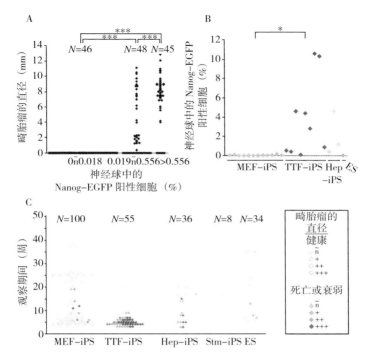

图 7.6 iPS 细胞对于分化诱导的应答性和移植后的安全性因体细胞源的种类不同而异 （根据文献 34 修改，参照卷首插图 4）

A：iPS 细胞来源神经球中 Nanog-EGFP 阳性未分化细胞的混入率和移植后肿瘤大小的关系。如果移植后包含 0.019% 以上的 Nanog-EGFP 阳性细胞，有可能在移植后形成畸胎瘤。

***：P 值 <0.0001

B：iPS 细胞来源的神经球中，Nanog-EGFP 阳性未分化细胞的混入率与 iPS 细胞建立时的体细胞源的关系。小鼠 iPS 细胞对于分化诱导的应答性因体细胞源的不同而有所差异。

*：P 值 <0.05

C：神经球移植后小鼠脑中畸胎瘤的发生情况。将 MEF-iPS（胎仔成纤维细胞来源）、TTF-iPS（成体成纤维细胞来源）、Hep-iPS（成体肝细胞来源）、Stem-iPS（成体胃上皮细胞来源）以及 ES 细胞来源的神经球移植到 NOD/SCID 小鼠脑中，并观察其安全性。图中表显示移植小鼠的解剖时期和畸胎瘤的直径。◇符号表示健康时解剖的小鼠，◆符号表示死亡或衰弱时解剖的小鼠。

活状态下进行时序性监测[15]。损伤 6 周后进行灌流固定，并进行组织学观察。其结果是，对移植细胞通过利用生物成像进行定量评价发现，在移植后 5 周时大约 20% 存活，没有观察到明显的发光量增加，在组织学探讨中没有发现肿瘤的形成（图 7.7）。移植细胞分化为 Hu 阳性的神经元、GFAP 阳性的星形细胞、GST-π 阳性的少突胶质细胞，分化效率分别为神经元约 30%，星形细胞约 50%，少突胶质细胞约 15%（图 7.7）。对小鼠的后肢功能应用 BMS（Basso

mouse scale）进行时序性评价发现，38C2 克隆来源神经球（38C2-NS）移植组
与小鼠 ES 细胞来源神经球组呈现几乎相同的功能恢复情况，与仅注入培养液
的对照组比较可以得到有意义的下肢运动功能的恢复（图 7.8）。对此功能恢
复的机制进行解析后显示，移植后的 38C2-NS 分化成为 MBP 阳性的成熟少突
胶质细胞，由于损伤而脱髓鞘的神经纤维出现了再髓鞘化。通过 LFB 染色显
示阳性的髓鞘面积与对照组相比较，在 38C2-NS 移植组中可见有意义的增加。
而且，移植细胞在损伤的脊髓内分化为具有双极性突起的幼小星形细胞，作为
轴索再生的向导而发挥作用。事实上，在此幼小星形细胞的周围存在着许多与
啮齿类运动功能相关的具有重要功能的 5-HT 阳性的中缝核脊髓神经纤维。对

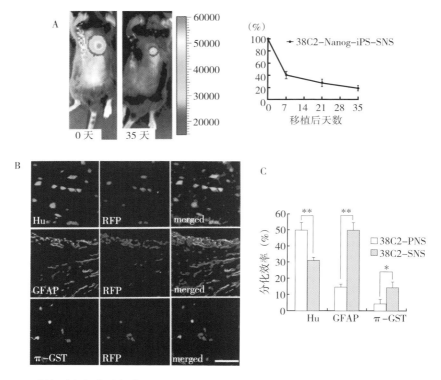

图 7.7　移植到小鼠脊髓损伤模型中的"安全的"iPS 细胞株（38C2）来源的神经球动态变
化（根据文献 35 修改，参照卷首插图 5）

A：采用荧光素酶标记的移植细胞的影像。移植后 5 周约 20% 细胞成活。

B：iPS 来源的神经球在损伤脊髓内分化成神经三系统细胞。REP：移植细胞，Hu：神经元标志物，
GFAP：星形细胞标志物，π-GST：少突胶质细胞标志物。

C：38C2 克隆来源的神经球在体内的分化效率。PNS：第 1 代神经球，SNS：第 2 代神经球（经一次传
代的神经球）。

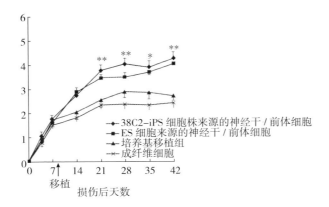

图 7.8 采用 BMS（Basso 鼠量化标准）的后肢运动功能评价（根据文献 35 修改）
在确认安全性的 iPS 细胞株（38C2）来源的 NS/PC 移植组，证实了与 ES 细胞来源的 NS/PC 移植组同样的后肢运动功能的恢复，与培养基移植组、成纤维细胞移植组相比，在损伤 3 周以后呈有意义的功能恢复。

距离损伤部位 4mm 远端进行 5-HT 阳性纤维定量后发现，在移植组中出现了有意义的增加。上述移植细胞的再髓鞘化和向中缝核脊髓纤维以及胶质细胞的再生支持，可能是 38C2-NS 移植促进功能恢复的主要机制[37]。

7.3.3　成体组织来源的"安全的"iPS 细胞克隆与"危险的"iPS 细胞克隆

在上述研究的基础上，笔者等应用与实际临床应用模型相近的成体组织（TTF）来源的 iPS 细胞进行了同样的移植实验。合作研究者三浦等在进行的安全性探讨中，使用了小鼠 iPS 细胞 36 克隆、TTF 来源的 6 克隆，但其中可以确认安全性的只有 335D1 克隆[36]。TTF 来源的克隆中，具有肿瘤形成能力的"危险"克隆是 256H13 和 256H18，向神经球诱导后与 38C2 克隆一样进行了向脊髓损伤模型小鼠的移植实验。其结果是，各克隆（335D1、256H13、256H18）来源的神经球在向损伤脊髓移植后使功能得到了恢复，但在"危险的"克隆来源神经球移植组中，暂时得到的功能恢复在损伤 6 周后突然失去，并且大多数小鼠出现了突然死亡的现象（图 7.9）。进行组织学分析后发现，在移植了危险克隆来源的神经球的动物，在脊髓内形成了巨大的畸胎瘤[38]。另外，在使用了"安全的"335D1 克隆的情况下，如预想的那样接受移植的所有小鼠中没有形成肿瘤，与对照组相比有统计学差异，并且使与 ES 细胞来源的神经球得到了同样的功能恢复。由此可见，成体组织来源的 iPS 细胞克隆与胎仔组织来源相比危险性较高。如果能够有效地控制其安全性，将有可能成为脊髓损伤治疗方面有用的细胞源[37]。

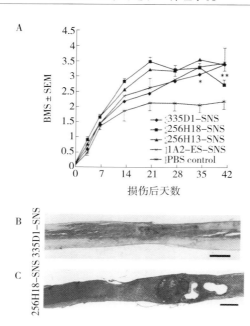

图 7.9　采用 TTF-iPS 细胞株来源的神经球移植至脊髓损伤模型后，后肢功能的恢复情况
　　　　（根据文献 35 修改）

A：采用 Basso 鼠量化标准的后肢功能评价。在"安全的"335D1-SNS 移植组，与 PBS 对照组相比，在损伤后第 6 周可观察到有意义的功能恢复。

在"危险的"256H18-SNS 移植组中可观察到在损伤后第 6 周发生的功能恢复低下。

B："安全的"335D1-SNS 移植后损伤脊髓影像，没有发现肿瘤形成。

C："危险的"256H18-SNS 移植后的脊髓，发现畸胎瘤形成。

7.4　今后的课题与展望

　　如上所述，iPS 细胞蕴藏着成为自体移植细胞源的重要潜力。近年来从人皮肤成纤维细胞建立 iPS 细胞，从一滴血液中也可能建立 iPS 细胞[20, 39, 40]，对 iPS 细胞的研究正以迅猛的势头不断取得进步。但是，建立 iPS 细胞导入初始化因子的时候，应用了逆转录病毒或者慢病毒，这些病毒在基因启动子附近组合的情况较多，具有使附近的内在性基因表达状态发生变化进而导致肿瘤化的危险性。实际上，在 X 连锁重症免疫不全症（X-linked Severe Combined Immunedeficiency，X-SCID）患者中进行的采用逆转录病毒介导的基因治疗中，10 例患者中有 2 例出现了白血病症状[41]。近年来关于此问题的研究在飞速发展，不应用逆转录病毒或者慢病毒的各种方法在不断取得进展。例如，可以通过一过性的基因表达制作 iPS 细胞[40, 42-44]，或通过蛋白质导入制作 iPS 细胞[45, 46]，以及通过药剂对导入基因的一部分进行置换[47, 48]，之后采用质粒介导的长期表达方法[49]等。在培养方法方面，也有不应用动物来源血清（牛血清）、饲养细胞（小鼠来源）来建立 iPS 细胞的方法[50]。在应用细胞移植进行治疗时，最好使用未进行外来性基因插入的 iPS 细胞。但是，利用这些方法制作的 iPS 细胞，是否具有与通过逆转录病毒制作的 iPS 细胞同样的多能性及多向的分化能力，还需要今后进行详细的比较研究[10]。

而且，对脊髓损伤的疾病本身予以关注后发现，面向实际的临床应用需要解决的课题还有许多。在移植细胞促进功能恢复方面有以下 3 个方面的机制：①移植细胞促进突触形成、轴索再生。②移植细胞促进再髓鞘化。③移植细胞促进营养因子供给[24]。面向实际的临床应用，关于上述的 3 种机制还需要更加详细的探讨与证明。而临床上存在超急性期的麻痹状态及其预后的不固定性，有关脊髓损伤的病理生理如同黑匣子一样有许多内容仍有待阐明[51]。

脊髓损伤的细微组织学变化在活的动物身上不能进行时序性评价，是无法打破现状的原因之一，笔者等为了解决这一问题而正孜孜不倦地进行着研究。本研究室的藤吉等关注于脊髓白质扩散的各向异性，成功地构建了应用 MRI 的轴索特异性评价系统，即 DTT（Diffosion Tensor Tractography）[52]，现在正应用于脊髓疾病患者并进行解析。同时，藤吉等将用于观察组织扩散特点的 QSI（q-space imaging）技术应用于灵长类动物脊髓损伤模型中，使进一步详细的组织学评价成为可能，可以期待进一步的影像诊断技术的革新。

最近，本研究室的海苔等应用人 iPS 细胞来源 NS/PC 治疗免疫不全小鼠（NOD/SCID 小鼠）脊髓损伤模型，并对其有效性和安全性进行了报告[53]。可以说跨出了采用人 iPS 细胞面向临床应用的一大步。针对脊髓损伤的干细胞移植疗法，体现出基础与临床"是一家"，希望今后的研究得到进一步发展，为受脊髓损伤折磨的患者带来福音。

（辻　收彦，户山芳昭，冈野荣之，中村雅也）

文献

[1] Reynolds BA, Weiss S：Generation of neurons and astrocytes from isolated cells of the adult mammalian central nervous system. Science 255：1707-1710, 1992

[2] Kilpatrick TJ, Bartlett PF：Cloning and growth of multipotential neural precursors：Requirements for proliferation and differentiation. Neuron 10：255-265, 1993

[3] Davis AA, Temple S：A self-renewing multipotential stem cell in embryonic rat cerebral cortex. Nature 372：263-266, 1994

[4] Palmer TD, et al：FGF-2-responsive neuronal progenitors reside in proliferative and quiescent regions of the adult rodent brain. Mol Cell Neurosci 6：474-486, 1995

[5]　Doetsch F, et al. Subventricular zone astrocytes are neural stem cells in the adult mammalian brain. Cell 97：703-716, 1999

[6]　Alvarez-Buylla A, et al：A unified hypothesis on the lineage of neural stem cells. Nat Rev Neurosci 2：287-293, 2001

[7]　Seri B, et al：Astrocytes give rise to new neurons in the adult mammalian hippocampus. J Neurosci 21：7153-7160, 2001

[8]　van Praag H, et al：Functional neurogenesis in the adult hippocampus. Nature 415：1030-1034, 2002

[9]　Eriksson PS, et al：Neurogenesis in the adult human hippocampus. Nat Med 4：1313-1317, 1998

[10]　Okano H：Stem cell biology of the central nervous system. J Neurosci Res 69：698-707. 2002

[11]　Reynolds BA, Rietze RL：Neural stem cells and neurospheres—re-evaluating the relationship. Nat Methods 2：333-336, 2005

[12]　Ying QL, et al：Conversion of embryonic stem cells into neuroectodermal precursors in adherent monoculture. Nat Biotechnol 21：183-186, 2003

[13]　Bregman BS, et al：Recovery of function after spinal cord injury：Mechanisms underlying transplant-mediated recovery of function differ after spinal cord injury in newborn and adult rats. Exp Neurol 123：3-16, 1993

[14]　Ogawa Y, et al：Transplantation of in vitro-expanded fetal neural progenitor cells results in neurogenesis and functional recovery after spinal cord contusion injury in adult rats. J Neurosci Res 69：925-933, 2002

[15]　Okada S, et al：In vivo imaging of engrafted neural stem cells：Its application in evaluating the optimal timing of transplantation for spinal cord injury. FASEB J 19：1839-1841, 2005

[16]　Iwanami A, et al：Transplantation of human neural stem cells for spinal cord injury in primates. J Neurosci Res 80：182-190, 2005

[17]　Iwanami A, et al：Establishment of graded spinal cord injury model in a nonhuman primate：The common marmoset. J Neurosci Res 80：172-181, 2005

[18]　Schwab JM, et al：Experimental strategies to promote spinal cord regeneration—an integrative perspective. Prog Neurobiol 78：91-116, 2006

[19]　Takahashi K, Yamanaka S：Induction of pluripotent stem cells from mouse embryonic and adult fibroblast cultures by defined factors. Cell 126：663-676, 2006

[20]　Takahashi K, et al：Induction of pluripotent stem cells from adult human fibroblasts by defined factors. Cell 131：861-872, 2007

[21]　Yu J, et al：Induced pluripotent stem cell lines derived from human somatic cells. Science 318：1917-1920, 2007

[22]　Cao QL, et al：Pluripotent stem cells engrafted into the normal or lesioned adult rat spinal cord are restricted to a glial lineage. Exp Neurol 167：48-58, 2001

[23]　Watanabe K, et al：Comparison between fetal spinal-cord- and forebrain-derived neural stem/progenitor cells as a source of transplantation for spinal cord injury. Dev Neurosci 26：275-287, 2004

[24]　Barnabe-Heider F, Frisen J：Stem cells for spinal cord repair. Cell Stem Cell 3：16-24, 2008

[25]　Hitoshi S, et al：Primitive neural stem cells from the mammalian epiblast differentiate to definitive neural stem cells under the control of Notch signaling. Genes Dev 18：1806-1811, 2004

[26]　Miyata T, et al：Asymmetric inheritance of radial glial fibers by cortical neurons.

Neuron 31：727-741, 2001

[27] Noctor SC, et al：Neurons derived from radial glial cells establish radial units in neocortex. Nature 409：714-720, 2001

[28] Temple S：The development of neural stem cells. Nature 414：112-117, 2001

[29] Okada Y, et al：Spatiotemporal recapitulation of central nervous system development by murine embryonic stem cell-derived neural stem/progenitor cells. Stem Cells 26：3086-3098, 2008

[30] Bibel M, et al：Differentiation of mouse embryonic stem cells into a defined neuronal lineage. Nat Neurosci 7：1003-1009, 2004

[31] Brederlau A, et al：Transplantation of human embryonic stem cell-derived cells to a rat model of Parkinson's disease：Effect of in vitro differentiation on graft survival and teratoma formation. Stem Cells 24：1433-1440, 2006

[32] McDonald JW, et al：Transplanted embryonic stem cells survive, differentiate and promote recovery in injured rat spinal cord. Nat Med 5：1410-1412, 1999

[33] Keirstead HS, et al：Human embryonic stem cell-derived oligodendrocyte progenitor cell transplants remyelinate and restore locomotion after spinal cord injury. J Neurosci 25：4694-4705, 2005

[34] Yamada M, et al：Electrical stimulation modulates fate determination of differentiating embryonic stem cells. Stem Cells 25：562-570, 2007

[35] Kumagai G, et al：Roles of ES cell-derived gliogenic neural stem/progenitor cells in functional recovery after spinal cord injury. PLoS One 4, e7706, 2009

[36] Miura K, et al：Variation in the safety of induced pluripotent stem cell lines. Nat Biotechnol 27：743-745, 2009

[37] Tsuji O, et al：Therapeutic potential of appropriately evaluated safe-induced pluripotent stem cells for spinal cord injury. Proc Natl Acad Sci U S A, 2010

[38] Akamatsu, W, et al：Suppression of Oct4 by germ cell nuclear factor restricts pluripotency and promotes neural stem cell development in the early neural lineage. J Neurosci 29：2113-2124, 2009

[39] Park IH, et al：Reprogramming of human somatic cells to pluripotency with defined factors. Nature 451：141-146, 2008

[40] Seki T, et al：Generation of induced pluripotent stem cells from human terminally differentiated circulating T cells. Cell Stem Cell 7：11-14, 2010

[41] Hacein-Bey-Abina S, et al：LMO2-associated clonal T cell proliferation in two patients after gene therapy for SCID-X1. Science 302：415-419, 2003

[42] Yu J, et al：Human induced pluripotent stem cells free of vector and transgene sequences. Science 324：797-801, 2009

[43] Kaji K, et al：Virus-free induction of pluripotency and subsequent excision of reprogramming factors. Nature 458：771-775, 2009

[44] Woltjen K, et al：PiggyBac transposition reprograms fibroblasts to induced pluripotent stem cells. Nature 458：766-770, 2009

[45] Zhou H, et al：Generation of induced pluripotent stem cells using recombinant proteins. Cell Stem Cell 4：381-384, 2009

[46] Kim D, et al：Generation of human induced pluripotent stem cells by direct delivery of reprogramming proteins. Cell Stem Cell 4：472-476, 2009

[47] Shi Y, et al：A combined chemical and genetic approach for the generation of induced pluripotent stem cells. Cell Stem Cell 2：525-528, 2008

[48] Maherali N, Hochedlinger K：Tgfbeta signal inhibition cooperates in the induction of iPSCs and replaces Sox2 and cMyc. Curr Biol 19：1718-1723, 2009

[49] Jia F, et al：A nonviral minicircle vector for deriving human iPS cells. Nat Methods 7：197-199, 2010

[50] Hayashi Y, et al：Reduction of N-glycolylneuraminic acid in human induced pluripotent stem cells generated or cultured under feeder- and serum-free defined conditions. PLoS One 5, e14099, 2010

[51] Okano H, et al：Steps toward safe cell therapy using induced pluripotent stem cells. Circulation research, in press, 2012

[52] Fujiyoshi K, et al：In vivo tracing of neural tracts in the intact and injured spinal cord of marmosets by diffusion tensor tractography. J Neurosci 27：11991-11998, 2007

[53] Nori S, et al：Grafted human-induced pluripotent stem-cell-derived neurospheres promote motor functional recovery after spinal cord injury in mice. Proc Natl Acad Sci U S A, 2011

8. 脑缺血后的再生治疗

在缺血性脑障碍的恢复过程中，由于脑细胞自身的脆弱性和再生能力的低下，通过采用近年来发展的脑保护疗法与脑再生医疗，期待将来得到改善。实际上通过最近 10 年来的研究进展，针对脑梗死治疗的基本策略是改善血流法、脑保护疗法和再生医学方法。改善血流法的实例是应用奥扎格雷钠。脑保护疗法的实例是应用自由基消除剂依达拉奉。再生医学方法可以在急性期或亚急性期通过血管介入方式进行基因治疗和血管新生的治疗，还可以应用干细胞进行神经再生治疗，其应用前景值得期待。在本章中，将就特别引起关注的脑梗死治疗领域再生医疗现状与展望进行解说。

8.1 脑梗死急性期的再生治疗

在笔者的研究室对沙鼠 5min 脑缺血后的海马齿状回进行 10~60 天的观察后发现，齿状回 SGZ 神经干细胞 10 天增加数目达到高峰，显示这些细胞会依次向神经细胞成熟分化[1]。并且，存在于正常成熟脑的少突胶质细胞前体细胞（oligodendrocyte Progenitor cell）在大鼠的一过性脑缺血之后增加[2]，在高龄大鼠上增加的细胞数目及突起的数目与普通大鼠相比稍有减少[3]。

这种内在性神经干细胞通过给予神经营养因子后会促进其增殖，在大鼠一过性前脑缺血模型中通过加入神经营养因子 bFGF（basic fibroblast growth factor）及 EGF，使逐渐失去的海马 CA1 细胞层得到良好再生，而且能够保持电生理功能，使空间认知功能等临床症状也得到了改善[4]。

2003 年有报道采用 FGF-2 对小鼠进行了蛋白治疗，对沙鼠进行了基因治疗，并采用 IGF-1（insulin-like growth factor-1）与 GDNF 联合的蛋白治疗。2004 年进行了通过将 FGF-2 基因静注到大鼠大脑中动脉闭锁模型的脑室中，旨在对脑梗死进行基因治疗，通过对各自脑梗死面积大小与导入基因的梗死边缘巨噬细胞对 FGF-2 基因表达的观察，可以发现促进侧脑的脑室下带

（sub ventricular zone，SVZ）的神经干细胞增殖。

2006年笔者等的研究发现，在脑梗死急性期的病灶边缘部诱导性氧化氮合成酶（iNOS）表达3天内源性神经干细胞的活化受到抑制，但iNOS表达逐渐减少。3天后内源性神经干细胞被快速活化，第7天时发现一部分细胞分化为神经系细胞[5]。将对骨髓干细胞具有促进作用的集落刺激因子给予在大鼠脑梗死病灶中，发现干细胞向神经细胞和胶质细胞分化[6~8]。另一方面，在通过外来性神经干细胞移植治疗脑梗死的再生治疗方面，Honmou等[9]将来源于成熟脑的神经干细胞直接移植到沙鼠的一侧颈动脉闭锁模型后，观察到细胞在缺血病灶内存活，并发现向神经细胞及胶质细胞分化和突触的形成。采用干细胞的移植再生治疗，除神经干细胞之外，还进行了骨髓基质细胞（bone marrow stromal cell，MSC）和脐血干细胞等多种细胞的尝试，旨在提高临床效果。

2002年Li等报告显示，在大鼠一过性2h大脑动脉闭锁后24h，静注入骨髓基质细胞（hMSC），结果发现内源性第3脑室周围干细胞（SVZ）增殖。Iihoshi等在大鼠一过性45min大脑动脉闭锁后的3~72h，进行静注MSC，观察到时间依赖性脑梗死缩小的效果，在3h后注入细胞梗死几乎消失，在72h后注入细胞脑梗死约缩小38%。并且，笔者研究室的山下、川井等对在移植治疗之时有可能克服免疫排斥问题的iPS细胞特别关注并进行了研究。在此之前有向正常脑移植iPS细胞而对其安全性等进行评价的报告，在脑梗死等病态下向脑内进行移植时，会对脑内造成何种影响尚不得而知。首先为了确认梗死灶内iPS细胞的作用，在小鼠一过性30min大脑中动脉闭锁后24h，向脑梗死周边部位进行小鼠iPS细胞移植（5×10^5个细胞），观察到了细胞的存活与增殖。研究中使用的细胞是将山中四因子（c-Myc、Oct3/4、Klf-4、Sox2）应用逆转录病毒进行基因导入制作的未分化小鼠iPS细胞（图8.1）。在移植后14天与28天后进行组织学观察时发现，在移植了小鼠iPS细胞的情况下，缺血性脑组织和移植到正常脑组织相比，可见明显的较大体积（$P<0.01$）的畸胎瘤的形成（图8.2）。而且在梗死灶内由于移植了iPS细胞，发现有大量的神经前体细胞[10]。向缺血脑组织内移植iPS细胞时，在畸胎瘤内c-Myc、Oct3/4、Klf-4、Sox2的表达也得到了明显增加。

根据以上结果，笔者等在缺血脑内表达的各种各样的炎症性细胞因子和趋化因子等的影响下，在染色体内插入转录因子并使之活化，观察是否促进肿瘤形成。笔者等在此基础上，将未使用逆转录病毒而制作的iPS细胞作为移植细胞，进行了上述同样的实验。结果发现，移植了这种iPS细胞时，未见肿瘤

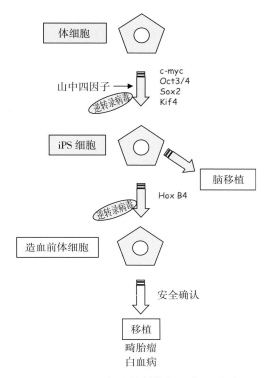

图 8.1　iPS 细胞的制作与山中四因子

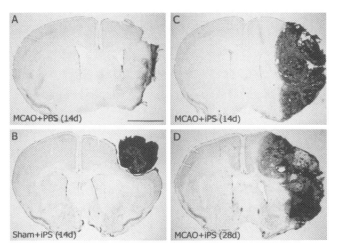

图 8.2　移植到缺血脑（A，C，D）和正常脑（B）的生理盐水（A）以及 iPS 细胞（B，C，D），
重点观察 iPS 细胞移植到缺血脑后肿瘤的增大情况（B，D）

形成[11]。从以上结果可知，插入染色体的转录因子对 iPS 细胞之后的作用影响很大。在今后应用 iPS 细胞进行细胞移植时，应用转录因子没有插入染色体非病毒介导的 iPS 细胞十分重要。应用这种方法可以增加对结果的预测性，但能否避免肿瘤形成目前尚不明确。

最近，美国斯坦福大学的研究团队成功地应用慢病毒将 3 个转录因子（Ascl 1、Brn 2、Mytl 1）导入皮肤成纤维细胞内直接制作出神经细胞，此细胞是人工诱导的神经细胞，因此而命名为诱导神经细胞（induced neuronal cell，iN 细胞）[13]。此 iN 细胞与 iPS 细胞相比较为简单，而且能在短时间内制作，不经过未分化状态而直接诱导，因此其肿瘤形成的可能性非常低，值得期待。根据希望诱导的神经细胞的种类可以选择各种各样的诱导方法，在脑再生疗法中采用何种诱导方法最为合适，有必要从有效性、安全性、经济性和伦理问题等各个角度进行探讨[12]。

8.2　针对脑梗死的基因治疗流程

最近几年针对脑梗死的基因治疗途径以脑实质内注入的报告较多，然后是脑室内给予、静脉注射、蛛网膜下腔注入的报告。同时，在基因治疗方面根据各自的特征来进行基因载体的选择。笔者等应用腺病毒载体进行了研究，在大鼠大脑中动脉持续闭锁模型中，在对神经营养因子 GDNF 基因组成进行探讨后发现，在给予了 GDNF 的大鼠组，与对照大鼠组相比梗死灶的体积约减小了48% 或 50% 以上[13]。GDNF 给予组在不影响脑血流的情况下使梗死灶得到了减轻。而且在这种梗死灶缩小的脑组织中，由于缺血障碍变为阳性的 TUNEL 染色及胱天蛋白酶 –3 染色受到显著抑制，细胞色素 C 向细胞质内的流出也大幅度减少[13]。

从以上结果可以推测，通过腺病毒介导的 GDNF 基因的表达，即使没有脑血流的改善，也可以通过对细胞凋亡的抑制达到减轻脑障碍的效果。并且根据最近 Jin 等的报告，通过应用仙台病毒载体的神经营养因子 GDNF，有效抑制了从线粒体的 AIF 释放，可以引起脑梗死病灶的缩小，并对细胞凋亡产生抑制效果。因此，脑保护疗法中各种神经营养因子基因与抗炎基因、抗氧化蛋白基因等的研究和应用，在今后将会得到继续发展。

另一方面，作为新潮流，应用嵌合蛋白及结合蛋白进行实际的临床应用而出现的静注法，应用铁传递蛋白受体及微胶质、巨噬细胞进行的治疗药物静注法的开发等成为最近时期的话题。还有报告应用了 BAG1 及 VEGF、BMP9

等的基础研究成果。特别是 2003—2004 年应用 VEGF 的血管新生基因治疗、将神经干细胞的活化纳入视野的 FGF-2 基因治疗、HGF 基因治疗、抗氧化基因治疗、生存因子 Akt 的转基因等新的方法也受到广泛关注。基因治疗与半衰期较短的蛋白治疗相比，可以得到持续的表达，因此蛋白治疗与基因治疗相结合，可以达到更为有效的治疗效果。

8.3 基因治疗与再生治疗的联合治疗

自从 2000 年左右基因治疗与再生医学融合治疗首次发表报告后备受瞩目，也就是说，将单纯的干细胞移植改为进行某种基因的改变及基因修饰后进行基因治疗。目前为止，向神经球（neuro sphere，NS）、神经细胞前体细胞（neuronal progenitor cell，NPC）、NT2 细胞、骨髓细胞（MSC）等导入 NGF 及 BDNF（brain derived neurotrophic factor）、GDNF 等神经营养因子基因后，移植到正常或缺血脑，对导入基因的表达、移植细胞的存活、脑梗死治疗效果等进行了观察。2006 年大阪医科大学 Miyataka 等进行了 HGF 基因导入骨髓干细胞的移植治疗；2007 年冈山大学 Kameda 等进行了向神经干细胞导入 GDNF 基因的细胞移植治疗；2009 年 Toyama 等将血管新生因子 angiopoietin-1 与 VEGF 的基因双重导入后得到的骨髓干细胞向脑进行移植，第 7 天脑血流与脑梗死均有明显改善，报告结果受到广泛关注。

并且，除了基因本身，还可以将微胶质通过干扰素进行活化修饰后移植，同样可以增强治疗效果。用于基因导入的载体种类包括腺病毒、逆转录病毒、慢性毒等多种分类，表达启动子有 Tc、CA、elF-1α 等，可以根据研究者的目的进行各种尝试。这种体外导入基因的方法可以实现分化诱导以及基因导入，未来可以用于脑梗死的急性期、慢性期的治疗。

8.4 对慢性期再生治疗的高度期待

能够在脑梗死急性期应用再生治疗技术的患者由于时间及技术上的限制仅占脑梗死全部患者的不足 5%。因此，今后对于慢性期患者的再生治疗将越来越重要。笔者研究室的 Deguchi 等以此为目的在慢性期的再生治疗中，提出神经再生中支架（scaffold）的必要性，通过向人工切除的大脑内植入硅基质蜂巢状支架 GPSM（γ-glysidoxypropil trimethoxy silane），防止了慢性期脑变形的发生，并且观察到血管组织、胶质组织、神经细胞突起向支架内长入。在此支架内腔中包埋神经营养因子 EGF+bFGF 后，与对照组相比长入组织增加[14]，通过在支架内腔包埋神经营养因子 VEGF 可以促进血管新生[15]。像这样的慢性期脑梗死再生治疗研究在今后的进展会受到极大的关注，采用新的软性支架材料也值得期待[16-19]。上述的 G-CSF 疗法目前在中国台湾的脑梗死患者身上正在进行临床试验。对脑梗死发病 6 个月以上的慢性期脑梗死患者给予 G-CSF，末梢血中的神经干细胞在自动分离后发生浓缩，采用直接注入至脑梗死病灶中进行移植的方法。目前为止已经进行了 20 例以上的治疗，正在以良好的成绩进行着试验（personal communication）。

脑梗死的治疗进入了前所未有的全新阶段。通过包括依达拉奉在内的血流改善疗法，实现"一维治疗"阶段；通过脑保护疗法，进入"二维平面的治疗"阶段；通过再生治疗的方法，使脑梗死的治疗进入前所未有的划时代的阶段，使移植再生医疗得以实现，最终将进入"三维立体治疗"的阶段（图 8.3）。

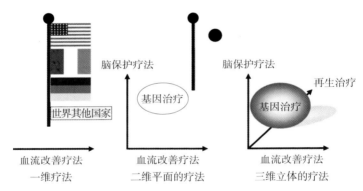

图 8.3　脑梗死治疗的现状与今后的展望
（期待再生治疗和基因治疗的综合疗法。）

（阿部康二，河相裕美）

文献

[1] Iwai M, et al：Three steps of neural stem cells development in gerbil dentate gyrus after transient ischemia. J Cereb Blood Flow Metabol 22：411-419, 2002

[2] Tanaka K, et al：Activation of NG2-positive oligodendrocyte progenitor cells during post-ischemic reperfusion in the rat brain. Neuroreport 12：2169-2174, 2001

[3] Ohta K, et al：Dissociative increase of oligodendrocyte progenitor cells between young and aged rats after transient cerebral ischemia. Neurosci Lett 335：159-162, 2003

[4] Nakatomi H, et al：Regeneration of hippocampal pyramidal neurons after ischemic brain injury by recruitment of endogenous neural progenitors. Cell 110：429-441, 2002

[5]   Sehara Y, et al : Distribution of inducible nitric oxide synthase and cell proliferation in rat brain after transient middle cerebral artery occlusion. Brain Res 1093 : 190-197, 2006

[6]   Sehara Y, et al : Decreased focal inflammatory response by G-CSF may improve stroke outcome after transient middle cerebral artery occlusion in rats. J Neurosci Res 85 : 2167-2174, 2007

[7]   Sehara Y, et al : Potentiation of neurogenesis and angiogenesis by G-CSF after focal cerebral ischemia in rats. Brain Res 1151 : 142-149, 2007

[8]   Sehara Y, et al : G-CSF enhances stem cell proliferation in rat hippocampus after transient middle cerebral artery occlusion. Neurosci Lett 418 : 248-252, 2007

[9]   Honmou O, et al : Clonal neural stem cells derived from adult human brain : Implications for a cell therapy for CNS disease. Proc. Int. Workshop 2000 at Int. Med. Cent, Tokyo, Japan, pp. 88-95, 2000

[10] Kawai H, et al : Tridermal tumorigenesis of induced pluripotent stem cells transplanted in ischemic brain. J Cereb Blood Flow Metabol 30 : 1487-1493, 2010

[11] Yamashita T, et al : Tumorigenic development of induced pluripotent stem cells in ischemic mouse brain. Cell Transprantation, 2010

[12] Vierbuchen T, et al : Direct conversion of fibroblasts to functional neurons by defined factors. Nature 463 : 1035-1041, 2010

[13] Kitagawa H, et al : Adenovirus-mediated gene transferog glial cell line-derived neurotrophic factor prevents ischemic brain injury after transient middle cerebral artery occlusion in rats. J Cereb Blood Flow Metab 19 : 1336-1344, 1999

[14] Deguchi K, et al : Implantation of a new porous gelatinsiloxane hybrid into a brain lesion as a potential scaffold for tissue regeneration. J Cereb Blood Flow Metab 26 : 1263-1273, 2006

[15] Zhang H, et al : Gelatin-siloxane hybrid scaffolds with vascular endothelial growth factor induces brain tissue regeneration. Curr Neurovasc Res 5 : 112-117, 2008

[16] Ellis-Behnke RG, et al : Nano neuro knitting : Peptide nanofiber scaffold for brain repair and axon regeneration with functional return of vision. Proc Natl Acad Sci U S A 103 : 5054-5059, 2006

[17] Schneider GE, et al : Behavioral testing and preliminary analysis of the hamster visual system. Nat Protoc 1 : 1898-1905, 2006

[18] Ellis-Behnke RG, et al : Nano hemostat solution : Immediate hemostasis at the nanoscale. Nanomedicine 2 : 207-215, 2006

[19] Guo J, et al : Reknitting the injured spinal cord by self-assembling peptide nanofiber scaffold. Nanomedicine 3 : 311-321, 2007

9. 末梢神经的再生治疗

9.1 神经的再生治疗与末梢神经的再生

9.1.1 神经的再生能力

末梢神经是"切断后可以再生"的神经。由于事故及外伤等导致末梢神经轴索被切断后从断端轴索会旺盛地发芽伸展，此现象称为轴索发芽生长。通过这种发芽生长从断端伸展的轴索最终使末梢神经得到再生。与脑和脊髓一旦损伤后就不会恢复呈鲜明对比，此再生能力是末梢神经所特有的明显特征。到了 20 世纪 80 年代在中枢神经发现了干细胞和前体细胞，近年来，长期以来一直认为不可修复的中枢神经损伤后出现了新的治疗的可能性。但是正如 19 世纪的神经解剖学巨匠卡扎尔（Santiago Kamony Cajal）指出的那样，严重受损的中枢神经系统即使在 21 世纪的今天，其临床恢复也非常困难。

9.1.2 神经再生与记忆

末梢神经与中枢神经再生能力的差异究竟是什么呢？在低级脊椎动物金鱼和蝌蚪的视神经[1-3]、八目鳗鱼（lamprey）的脊髓中会发现，中枢神经被切断后可以得到再生[4]。但是在哺乳类动物，特别是人类在临床上的再生十分困难。

"记忆本身并不由五官产生，而是作为'对于非眼前事物的印记'而产生的可能性很大"，这是神经科医生中井久夫的话，这也是将脑组织与记忆相关联的本质性分析。在哺乳类（Mammalia）动物中属于高度进化的人类，其中枢神经系统作为以学习、记忆为主的高级脑功能器官而得到进化。其高级功能在脑神经细胞之间复杂的网络化"场所"中进行。但是，记忆究竟以何种"形式"在脑内存储或输出，目前还无法解释。作为静止画面储存，还是与声音和图像共同存储，语言及概念以何种"形式"进入？嗅觉、触觉的记忆是什么样的？这些都是应用记忆物质在脑细胞内储存或者记忆细胞存在新生系统等理论所不能解释的现象[5]。脑组织是由脑细胞及对其进行连接的突触组成的复杂的网络结构，其网络结构与突触的可塑性将影响以记忆为主的脑高级功能的特性。脑细胞如果进行无序的替代和再生，系统本身会出现混乱从而不能维持正常功能。

9.1.3　神经再生与遗忘

　　人类的寿命在动物界中可以说是较长的。哺乳类动物现在在地球上存在着 4300 ~ 4600 种，但其中平均寿命超过 50 年的仅有人、象、犀牛、白长须鲸 4 种。作为长寿动物而出名的龟在普通的饲养条件下平均寿命仅有 15 年，长寿不过 30 年。人长寿，可以生存 80 ~ 90 年，其中大部分的记忆得到了保存。

　　众所周知，人脑细胞的数量在出生时达到最高，之后随着年龄的增长逐渐减少。这种不可逆的脱落现象可以与 "忘记" 的情况相结合而考虑。但 "忘记" 本身在个体（也就是个人）生存的层面上并非皆为负面影响。正如看到老年痴呆患者后就会知道，可以从不好的记忆与对死的恐怖中得到解脱，因此从某种意义上说，遗忘是一种防御性反应，有助于幸福地生活下去 [6]。人的中枢神经系统不会再生这一点与记忆的保持与遗忘有着很大的关系。由酒精依赖症而引起的科尔萨科夫综合征（Korsakoff syndrome）患者由于发生大脑萎缩而对最近发生的事情无法记忆。在老年人中，短期记忆衰退的情况较为多见，但相反幼年时或者经过了 50 多年的年少时的事情（包括与维持生命相关的基本技术）如昨日发生般历历在目。将这些作为与老化和遗忘相关的现象是令人颇感兴趣的课题。

9.1.4　生物体的设计战略与神经系统

　　从中枢神经系统与解剖学的角度来看，脑（brain）由结实的头盔状颅骨所保护着，脊髓（spinal cord）位于由肌肉与坚固的骨性脊椎所包围的椎管（vertebral canal）内，与末梢神经在皮下及软组织内走行相比解剖特征明显。也就是说，神经系统中不能再生的中枢部分由坚固的骨性结构所保护。因此笔者认为，与心脏和肺这种没有再生能力的器官受到胸骨所保护一样，是生物体的设计战略。而肝脏位于上腹部，从胸廓下缘露出，确实具有旺盛的再生能力。

　　八目鳗鱼等无颚类（agnatha）是具有最原始性状的脊椎动物，据说 4 亿年前就生存在地球上。八目鳗鱼脊髓即使被完全切断，中枢神经也会再生并可观察到功能性恢复 [4]。在低等脊髓动物的中枢神经传导通路中也会出现有意义的功能性再生。人的中枢神经系统不会再生可能是在进化过程中所建立的。

　　阻止人中枢神经系统再生的机制在分子生物学领域还未被阐明。详细情况将在其他章节叙述。在中枢神经系统损伤后，神经细胞周围的胶质细胞（神经胶质细胞）会分泌各种轴索再生抑制因子，系统开始伸展的生长锥也会在达到功能再生之前被阻断。抑制因子有 NOGO、NI–35 等。也就是说，不能再生的机制在进化的过程中已经编入中枢神经系统。

末梢神经作为连接脑、脊髓（中枢）与末梢的高速信息传导通路分布于全身。这些分布于全身的末梢神经均被坚硬组织所保护是不可能的，因此增加了被切断后可以恢复的机制。在末梢神经系统中，雪旺氏细胞（schwann cell）与神经轴索相连，形成髓鞘（myelin sheath）。雪旺氏细胞相当于中枢神经的胶质细胞，但与胶质细胞不同会促进神经再生。

9.1.5　末梢神经的再生能力与人工神经

末梢神经的轴索被切断后数小时内会从断端伸展出名为生长锥（growth cone）的突起 [7]。有报告显示，其伸展以令人惊奇的 4.4mm/ 天的速度发生 [8]，而且并不是位于细胞体内的核 DNA 在受伤时所发生的现象，而是切断部位所独立发生的。

作为利用末梢神经所具有的自我再生（修复）能力的治疗方法之一，神经连接管（nerve tube）（也称为人工神经，artificial nerve），在美国 20 世纪 80 年代开始生产与销售，并应用于临床。神经连接管具有非常简单的结构，是中空的管道，可以通过将神经切断的两端用管连接起来的方法，进而将来自中枢断端的轴索诱导至末梢端。

9.2　人工神经的临床应用与组织工程学

在再生医学与组织工程学（tissue engineering）中，可以在培养皿内培养细胞制作组织。在这一过程中，为了加快细胞增殖会使用各种生长因子（growth factor）。开始是从自然界中分离收集这些生长因子。自 20 世纪 70 年代开始，DNA 重组（recombinant）技术得到了迅速发展。通过向大肠埃希菌（E. coli）及蚕（silk wanm）内导入可以表达生长因子蛋白质的 DNA，使得大量制作目的蛋白质成为可能。随着此项技术的进步，NGF、bFGF、TGF–β 等 DNA 重组生长因子得到了大量使用，已经成为组织工程学发展的关键。

但是，将体内细胞作为目的细胞使其增殖分化较为困难，常常无法像在培养皿中那样生长。究其原因在于体外的培养系可以对培养基与培养条件自由地进行改变，而在生物体内无法对细胞周围的环境进行控制。

并且，细胞培养可以使用像干细胞及前体细胞这样具有增殖能力的细胞，但是这种未分化的具有增殖能力的细胞经常蕴藏着癌变的风险。生长因子是直接与细胞增殖相关的物质，同样具有促进癌变的危险性。因此使用干细胞及生长因子的再生治疗在临床实施之前需要在大型动物身上进行长期的观察实验，消除肿瘤原性问题，证明其安全性是不可或缺的。小鼠、大鼠等寿命约 1.5 年，因此不能进行长期观察。为了进行长达 5 年、10 年的观察，有必要在犬等寿命较长的实验动物上进行探讨。迫切需要建立犬 ES 细胞、iPS 细胞的原因就在于此 [9]，做到了这一点后才可以对其长期安全性进行评价。

相反，末梢神经因为具有旺盛的再生能力，即使不从外部导入细胞及生长因子也可以进行治疗。通过末梢神经的再生治疗已经治疗了许多患者，其原因就在于其简单的结构及安全性。

9.3　常规的治疗方法（自体神经移植）与存在的问题

在日常生活中，因菜刀等锐器自我损伤导致末梢神经离断的情况并不少见。在急诊现场，若切断断端之间的距离小于 5mm 可以直接缝合。但是，在断端距离在 5mm 以上的情况下，即使诱导断端进行吻合，神经功能也几乎不能得到恢复，这是由于末梢神经组织在长轴方向的伸展能力较弱。因此对于 5mm 以上的缺损，常规采用自体神经移植（nerve autogroft）作为黄金标准术式，此式已在临床上广泛采用。

除自体神经移植以外，还有将四肢的长管状骨进行短缩的术式 [10]。骨短缩后可以直接进行神经吻合。但是四肢短缩法在技术上和患者的心理上都有一定难度，手术适应的病例较少。

这种自体神经移植的术式虽也使用"移植"一词，但与心脏移植及肝脏移植等其他脏器移植概念不同。在心脏移植及肾移植中被移植的脏器在手术后马上可以进行工作。但是在自体神经移植中，被移植的自体神经是作为"神经再生的支架（scaffold）"而行使功能，其自身并不作为神经轴索而行使功能。神经移植后，从离断的神经中枢端轴索向移植神经内伸展，最终贯通到移植的神经内。伸长的轴索进入到发生沃勒变性（Wallerian degradation）的末梢神经轴索内，最终到达作为靶器官的神经肌肉接头（neuromuscular junction）及皮肤感觉受体。通过这一过程，使轴索得到再生，使运动及感觉神经功能得到恢复。

为了进行自体神经移植，切取自体神经非常必要。因此常选术后不会引起运动障碍的单纯性感觉神经（pure sensory nerve）作为移植神经。经常使用的是位于小腿背面的腓肠神经（sural nerve）和在耳鼻喉领域手术中的耳大神经（great auricular nerve）。人体中虽然有许多末梢神经，但是没有一根是多余。因此切除纯感觉神经后，也会发生支配区域的感觉低下。有报道指出，在神经移植供区部位出现疼痛性神经瘤（painful neuroma）的病例。

自体神经移植是以牺牲正常的神经为代价进行的术式，而且其手术结果常常不能令人满意。据文献报道，在运动神经方面可见良好功能恢复的病例仅占整体的 28%[11]。移植的自体神经中央部分常出现坏死（central necrosis）现象，明显妨碍功能恢复[12]。这意味着进行血管化神经移植（vascularized nerve autogvaft）将有助于效果的改善。

9.4　神经连接管的历史

9.4.1　神经连接管的历史

自 20 世纪 70 年代作为代替自体神经移植的新术式，开始研究通过各种管（神经连接管）进行神经缺损的修复。这种管有多种名称，例如神经诱导管道（nerve guide tube）、神经诱导管（nerve guidance conduit，NGC）、神经管（nerve conduit）、人工神经（artifcial nerve）等。将离断神经的两端通过管道进行连接后，从两端开始组织得到延伸，形成管道内连续的索状组织。轴索可以从中枢端开始在新生组织内进行伸展。在采用人工材料的神经连接管（人工神经）得到开发之前的 1904 年左右，已经有报道采用自体静脉管对神经缺损进行修复[13]。

在神经连接管研究领域取得较大进展的是瑞典的伦德伯格（Göran lundborg）和其同事达赫林（LarsB. Dahlin）的研究团队。在 20 世纪 80 年代初他们首先应用硅胶管成功地使神经得到了再生，并用于临床[14]。但是，由于以硅为代表的非吸收性导管需永久留在局部，对于再生的神经来说成为压迫及缺血的原因[15]。因此若用于长距离的神经构建观察不到功能的恢复。需要将暂时埋入的神经连接管在神经再生之后进行二次手术取出。这对患者来说增加了额外的负担，在不损伤再生神经的情况下取出导管也有一定的技术难度，因此采用非吸收性导管进行神经重建并没有在临床上得到普及。

9.4.2　从硅胶管到可吸收性导管

如果能够制作出无须取出的在生物体内可以分解吸收性导管，就可以不需要进行二次手术。在体内可以安全地分解吸收的外科用材料有聚乙醇酸（pdylglycol acid，PGA）、聚乳酸（polylactic acid，PLA）及其互聚物。这些合成高分子材料自 20 世纪 50 年代起就作为可吸收性外科用缝合线在医疗方面得到了广泛的应用，采用这些材料可以制作出神经管。在美国 20 世纪 90 年代的后半期就已经开发出了用 PGA 制成的神经连接管（人工神经），获得了 FDA 的批准，以 Neurotube™ 的商品名进行销售（图 9.1）。Neurotube 针对 30mm 以内的感觉神经缺损与自体神经移植相比具有良好的功能恢复能力，并已得到了随机研究的证实[16]。在近年来进行的随机临床研究中，在固有指神经重建方面，应用 Neurotube 与应用自体静脉移植进行重建得到了感觉功能恢复相同的结论[17]。但是作为对照组的静脉移植神经重建方法临床应用效果并不理想，因此对于研究结果许多临床医生提出疑问。

此外，胶原蛋白制作的神经连接管也以 NeuraGen® 的商品名上市（图 9.2）。目前已有 11 种类似的中空性神经连接管（nerve guidance conduit，NGC）获得了 FDA 的批准[18]。

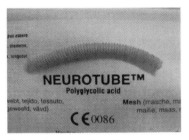

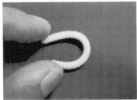 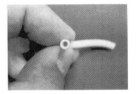

图 9.1　在美国销售的 PGA 制神经连接管（Neurotube）为蛇腹状弯曲时可以保持内腔不受影响的结构

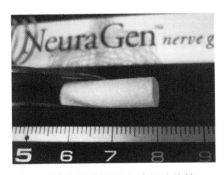

图 9.2　在美国销售的胶原蛋白神经连接管 NeuraGen®

9.4.3　神经连接管的内部结构

将临床使用的神经连接管在网络上进行检索发现，2011 年 9 月至今共有 7 种产品。这 7 种神经连接管中的 6 种是美国制造，1 种是荷兰制造（表 9.1）。这些神经管的内部都是中空的管状结构，使用时在内部用生理盐水充满后使用。在 2011 年之前并没有在日本销售。

表 9.1　商品化神经连接管种类

产品名称	公司名	产地	材质	FDA510k	Ø（mm）	L（mm）
Neurotube	Synovis LT	美国明尼苏达州	PGA woven corrugated tube	1999（K983007）	2.3~8	20~40
Neurolac	Polyganics BV	荷兰	聚乳酸己内酯	2003（K032115）	1.5~10	30
NeuroGen*	Integra NS	美国新泽西州	胶原蛋白	2001（K011168）	2~7	20~30
Neuroflex	Stryker/Collagen Matrix	美国新泽西州	I 型胶原蛋白	2001（K012814）	2~6	25
Salu Bridge	Salumedica	美国佐治亚州	聚乙烯乙醇水凝胶	2000（K002092）	2~10	64
Surgisis（Nerve Cuff）	Cook Bioteck	美国印第安纳州	猪小肠	2003（K031069）	1.5~7	10
Avance Nerve Graft	Axo Gen	美国佛罗里达州	末梢神经移植	21 CFR:1271	3~5	15~70

* Integra 公司目前正在生产 NeuraGen。

9.4.4　神经连接管的内部结构

促进连接管内部神经伸展的方法正在研究中，这些方法大致可以分为以下 3 种。

a. 神经生长因子的应用

促进神经轴索生长的物质从 1951—1952 年在雄性小鼠的颌下腺中有所发现。由意大利的 Rita Levi-Montalcini 等发现了神经生长因子（nerve growth factor，NGF），已证实组织培养中的神经细胞向 NGF 浓度高的地方屈曲轴索[19]。在神经管内部可以通过添加 NGF 促进神经伸展。在 Rita Levi-Montalcini 发现 NGF 30 年后的 1986 年，由于其在神经再生领域的突出贡献获得了诺贝尔奖。

2011 年他以 102 岁的高龄在世，这位最长寿的诺贝尔奖获得者同时也是意大利元老院的终身议员。

神经轴索具有沿着存在于雪旺氏细胞组成的基底膜（basement membrance）上的Ⅳ型胶原蛋白和层粘连蛋白（laminin）而进行伸展的性质，因此发明了将Ⅳ型胶原蛋白及层粘连蛋白与神经管内部结合促进神经生长的方法[20]。

b. 细胞的应用

雪旺氏细胞（schwann Cell）是末梢神经系统的胶质细胞（并非构成神经系统的神经细胞），在损伤的刺激下增殖、活化，分泌 NGF，同时参与形成由层粘连蛋白及胶原蛋白组成的基底膜，促进再生轴索的伸展[21]。已有研究尝试将雪旺氏细胞填充至神经管内以促进轴索再生。除此之外，还有研究将未分化的成体干细胞分化为雪旺氏细胞，之后进行神经管内填充。但是，应用这些细胞的方法在细胞培养方面都费时费力，同时安全性也很难保证，在临床应用上受到限制。

c. 再生支架的应用

在培养皿上培养神经细胞时，轴索沿着纤维蛋白的纤维等硬质材料进行伸展，此现象称为接触诱导[22]。利用这一特性尝试进行轴索伸展定向的研究[23]，在将纤维状胶原蛋白束在神经管内向长轴方向进行填充的实验中，已发现加入胶原蛋白纤维束的人工神经能够带来良好的神经再生。但是均质的胶原纤维其纺线制作比较困难，而且还存在着制作成本极高的缺点。研究后发现，即使填充物不是纤维束而是冻结干燥的胶原蛋白，也具有同等的神经再生效果[24]。神经连接管的开发目前已取得了很大的进展，使用冻结干燥的薄膜样胶原蛋白多房结构可以为神经的再生提供良好的环境，进而制备出 PGA–Collagen Tube（图 9.3）用于神经重建（下一节详述）。

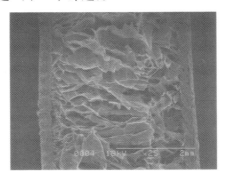

图 9.3 PGA–Collagen Tube 内胶原蛋白的薄膜样多房状构造（SEM 所见）长轴方向的断面图。

9.4.5 支架型神经连接管与原位组织工程

神经连接管（NGC）作为人工神经适用于在急救现场使用，可以在手术中根据需要立即使用。而如果应用神经细胞培养方法，细胞培养耗时，保存困难，除了经费问题之外临床普及比较困难。

组织工程学是应用支架、细胞和生长因子三要素在培养室的培养皿中制作组织的技术。如果应用神经连接管，就可以实现不是在培养皿中（in vitro），而是将再生支架直接放入体内再生部位，使靶组织再生，这种方法被称为原位组织工程（in situ Tissue Engineering，iTE）或生物体内组织再生[25]。研究中采用一种新的人工神经 PGA–Collagen Tube，作为轴索的再生支架，是将 PGA 与胶原蛋白复合形成的支架材料。

在动物实验中应用犬腓总神经 80mm 缺损进行了移植修复实验[26]，12 个月后证实了神经再生。同时与自体神经移植相比，对腓神经的 15mm 缺损进行修复后，在电生理学与组织学方面与自体神经移植相比，都可以观察到良好的恢复[12]。

在这些动物实验结果的基础上，PGA–Collagen Tube 神经连接管（图 9.4）在 2002 年获得京都府立医科大学校内伦理委员会的审批，首次应用于临床[27]。而且目前已在奈良县立医科大学、稻田医院、京都大学医院、田附兴风会北野医院、新泻大学医齿学综合医院等单位应用于临床。

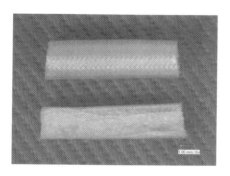

图 9.4 PGA–Collagen Tube 的外观（上）与断面（下）

9.5 神经连接管的临床适应证

神经连接管（PGA–Collagen Tube）的临床适应证主要是外伤及医源性神经损伤，也可以应用于恶性肿瘤切除后的神经重建。但是在癌症手术时使用有局部复发的风险，有必要慎重选择适应证。采用神经连接管的再生治疗依赖于末梢神经的自我再生能力，为了发挥其潜在的再生能力，重要的是为再生部位创造良好的环境。

现在作为治疗对象的病例，从手指末梢到腋窝，下肢从腹股沟到末梢，神经障碍的距离在 80mm 以内，在软组织条件较差的病例中，最低条件是可以进行长期随访观察。移植的禁忌证包括：由于腕神经丛及腰神经丛损伤导致复合性局部疼痛综合征患者，具有 80mm 以上末梢神经缺损的病例。适用于自体神经移植的病例，周边软组织条件不佳不适于修复的病例，合并糖尿病等全身性疾病的病例，癌切除后放射治疗的病例等。

从受伤到神经重建手术的时间越短越好。但是在伴随粉碎性骨折的外伤病例中，可以在周边损伤治愈后再行神经重建手术。也可以应用于受伤后经过数年的陈旧病例的重建，但与早期病例相比恢复迟缓，考虑受伤后 1~2 年以内的病例为最佳适应证。

9.5.1 神经连接管的植入技术

手术时将神经的两端插入神经管内，两端以正确的方向相对后用 8-0 或者 9-0 单丝线进行固定（图 9.5）。在神经与管吻合时，在神经周膜应用缝合线进行神经周膜缝合。此时需要确认神经两断端在管内方向相对。

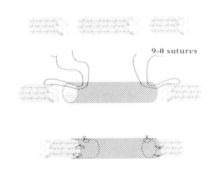

图 9.5 神经连接管（PGS-Collagen Tube）的植入操作过程

尽可能保证在修复部位周围存在着血流丰富的软组织。必要时，可以进行血管化组织移植等显微外科操作，以改善神经连接管植入部位周围的环境。

9.5.2 基于神经连接管的临床实际与恢复过程

人工血管与神经连接管（人工神经）虽然都称为"人工"，但其临床过程完全不同。在应用人工血管的血流重建手术中，在缝合结束解除钳夹的瞬间血流再次开放使功能得到恢复。在神经连接管中缝合结束后功能并未见改善。轴索伸长到达靶组织后功能才能开始恢复。因此功能恢复需花费数年时间的情况并不少见。在术后的神经再生过程中，会出现暂时性的"如局部有电流、水在流动"的异常感觉或针刺样的再生性疼痛。

术前向患者充分说明这些问题，在得到患者的知情理解之后进行治疗十分重要。神经再生治疗需要花费较长时间，患者的理解与协助是必不可少的。在治疗顺利进行的基础上，基于被充分告知的患者的选择（patient selection）非常重要。

9.5.3　基于神经连接管的新疗法

随着新型神经连接管 PGA–Collagen Tube 在骨科领域的临床应用，从 2002 年开始应用这一方法治疗了许多应用常规疗法不能治愈的病例[28]。

应用 PGA–Collagen Tube 进行末梢神经外伤的治疗，将末梢神经用神经连接管治疗后，症状明显改善[29, 30]。至 2008 年在接受治疗的神经源性疼痛的病例中，将治疗 1 年以上的病例采用常规的外伤后疼痛恢复指标[31]进行评价后发现，153 例中的 127 例（83%）得到了良好或优秀的结果。在此过程中，除去明显的精神疾病发病等无法进行评价的病例之外，全体患者中的 89% 实现了回归社会[32]。

以灼性神经痛（causalgia）为代表的外伤后神经障碍性疼痛在发病机制方面尚未阐明，常规的治疗方法效果不佳。因此外科手术是治疗的禁忌，也被称为 20 世纪神经外科的最后的黑暗。作为冲破此黑暗的新疗法，对应用 PGA–Collagen Tube 进行新型神经再生治疗的期待越来越高。

除此以外，在颌面外科、牙科领域中舌神经的重建中应用 PGA–Collagen Tube 的效果也有报告[27, 33]。在耳鼻喉科、头颈外科中，也存在着对于目前为止治疗比较困难的喉返神经（recurrent nerre）麻痹的患者通过新型神经连接管使功能得到恢复的病例[34]。

9.6　梦幻般的技术：科学进步与再生医学

自 20 世纪 90 年代提出的组织工程学与再生医学被称为 21 世纪梦幻般的科学技术。特别是应用 iPS 细胞的再生医学，使得抗衰老，甚至长生不老成为可能。青春永驻、长生不老，自古以来就是人类终极的梦想。人类的智慧究竟能否将此梦想变为现实呢？

但是，在这科学万能的潮流中，袭击日本的是 2011 年 3 月 11 日的东日本大地震。这是瓦解我们对于科学技术及其安全性盲目崇拜信心的事件。我们一直追求依赖"清洁且方便"的原子能所带来的方便且丰裕的生活。但是，与地震及海啸同时发生的原子能事故变为眼前事实时，我们才意识到盲目信赖安全的神话，完全没有意识到其危险性，没有认识到自己的愚蠢。

原子能事故不仅是科学技术的问题，也是与现在社会体系相关的问题。国家原子能安全保障院和学者们都曾断言"即使发生大地震及海啸核能也很安全，具有'比想象更可靠'的设计"[35]。但是，这些都是为了维持某种利益而鼓吹原子能的开发，并没有站在公正中立的立场来进行评价，因此原子能事故也可以说是人祸。

将干细胞用于临床的情况下，导入的细胞伴随患者的一生持续存在。为了确保其效果与安全性，使用大型动物进行长期观察是不可或缺的，这一点在前面已经叙述过。此时，绝不能出现研究人员由于过于重视眼前的效率与速度，而忽略应该最优先考虑的安全性评价。而且，关于将人干细胞应用于临床，现在厚生劳动省正在制定政策，其中采用了对于公共评论进行征集的系统。但是，为了防止以医学为名，"为了自己的利益"而进行人类不应该进行的研究及治疗，这一系统是否可以作为公正中立的系统而行使功能，有必要经常进行验证。

我们不能忘记的是，虽说是梦幻般的科学，也存在着一旦误入歧途就可能威胁人的生命的风险。再生医学是与生命伦理密切相关的领域，在此基础上由于干细胞是梦幻般的技术，为了将各种各样的风险防患于未然，需要发挥人类的睿智。

（中村达雄，萩原明于，稻田有史，金丸真一）

文献

[1] Stuermer CAO, Easter SSJr：A comparison of the normal and regenerated retinotectal pathways of goldfish. J Comp Neurol 223：57-76, 1984

[2] Meyer RL, et al：Topography of regenerating optic fibers in goldfish traced with local wheat germ injections into retina：Evidence for discontinuous microtopography in the retinotectal projection. J Comp Neurol 239：27-43, 1985

[3] Gaze RM, Jacobson M：A study of the retinotectal projection during regeneration of the optic nerve in the frog. Proc R Soc Lond B 157：420-448, 1963

[4] Selzer ME：Mechanisms of functional recovery and regeneration after spinal cord transection in larval sea lamprey. J Physiol 277：395-408, 1978

[5] 塚原仲晃：記憶の分子説とシナプス説. 脳の可塑性と記憶, 岩波書店. 67-102. 2010

[6] 鷲田清一：「待つ」ということ. 角川書店. 103, 112, 180-188, 2006

[7] Sjöberg J, Kanje M：The initial period of peripheral nerve regeneration and the

importance of the local environment for the conditioning lesion effect. Brain Res 529：79-84, 1990

[8] Forman DS, Berenberg RA：Regeneration of motor axons in the rat sciatic nerve studied by labeling with axonally transported radioactive proteins. Brain Res 156：213-225, 1978

[9] Shimada H, et al：Generation of canine induced pluripotent stem cells by retroviral transduction and chemical inhibitors. Mol Reprod Dev 77：2, 2010

[10] Chuang DC, et al：Traction avulsion amputation of the major upper limb：A proposed new classification, guidelines for acute management, and strategies for secondary reconstruction. Plast Reconstr Surg 108：1624-1638, 2001

[11] Moheb SAM, Omer GEJr：Clinical outcome following acute nerve repair. in Management of Peripheral Nerve Problems 2nd ed, ed by Omer GE Jr, et al, Philadelphia, W. B. Saunders Com., 414-419, 1998

[12] Nakamura T, et al：Experimental study on the regeneration of peripheral nerve gaps through a polyglycolic acid-collagen (PGA-collagen) tube. Brain Res 1027：18-29, 2004

[13] Foramitti C：Zur Technik der Nervenaht. Arch Klin Chir 73：643-648, 1904

[14] Dahlin LB, Lundborg G：Nerve repair：Experimental and clinical update. in Tendon, Nerve and Other Disorders (Surgery of Disorders of the Hand and Upper Extremity), ed by Raoul T, Alain G, London, Taylor & Francis, 95-104, 2004

[15] Mackinnon SE, et al：A primal model for chronic nerve compression. J Reconstr Microsurg 1：185-194, 1985

[16] Weber RA, et al：A randomized prospective study of polyglycolic acid conduits for digital nerve reconstruction in humans. Plast Reconstr Surg 106：1036-1048, 2000

[17] Rinker B, Liau JY：A prospective randomized study comparing woven polyglycolic acid and autogenous vein conduits for reconstruction of digital nerve gaps. J Hand Surg 36A：775-781, 2011

[18] Kehoe S, et al：FDA approved guidance conduits and wraps for peripheral nerve injury：A review of materials and efficacy. Injury 43：553-572, 2012

[19] Levi-Montalcini R：Developmental neurobiology and the natural history of nerve growth factor. Annu Rev Neurosci 3：341-362, 1982

[20] Mohammad JA, et al：Increased axonal regeneration through a biodegradable amnionic tube nerve conduit：Effect of local delivery and incorporation of nerve growth factor/hyaluronic acid media. Ann Plast Surg 44：59-64, 2000

[21] Rodriguez FJ, et al：Nerve guides seeded with autologous Schwann cells improve nerve regeneration. Exp Neurol 161：571-584, 2000

[22] Weiss P：Experiments of cell and axon orientation in vitro：The role of colloidal exudates in tissue organization. J Exp Zool 100：353-386, 1945

[23] McCaig CD：Electric fields, contact guidance and the direction of nerve growth. J Embryol Exp Morphol 94：245-255, 1986

[24] Toba T, et al：Regeneration of canine peroneal nerve with the use of a polyglycolic acid-collagen tube filled with laminin-soaked collagen sponge：A comparative study of collagen sponge and collagen fibers as filling materials for nerve conduits. J Biomed Mater Res 58：622-630, 2001

[25] Hori Y, et al：Experimental study on in situ tissue engineering of the stomach by acellular collagen sponge scaffold grafting. ASAIO J 47：206-210, 2001

[26] Matsumoto K, et al：Peripheral nerve regeneration across an 80-mm gap bridged by a polyglycolic acid (PGA)-collagen tube filled with laminin-coated collagen fibers：A histological and electrophysiological evaluation of regenerated nerves. Brain Res 868：

315-328, 2000

[27] 萩原明於ほか：再発直腸癌手術の神経合併切除における新しい神経機能再建. 治療（J. Therap.）84：158-159, 2002

[28] Seo K, et al：One year outcome of damaged lingual nerve repair using a PGA-collagen tube：A case report. J Oral Maxillofac Surg 66：1481-1484, 2008

[29] Inada Y, et al：Regeneration of peripheral nerve gaps with a polyglycolic acid-collagen tube. Neurosurgery 55：640-648, 2004

[30] Inada Y, et al：Surgical relief of causalgia with an artificial nerve guide tube：Successful surgical treatment of causalgia（Complex Regional Pain Syndrome Type II）by in situ tissue engineering with a polyglycolic acid-collagen tube. Pain 117：251-258, 2005

[31] Yamashita T, et al：Pain relief after nerve resection for post-traumatic neuralgia. J Bone Joint Surg（Br）80-B：499-503, 1998

[32] 稲田有史：痛みに対する生体内再生医療. In-situ Tissue Engineering for the Treatment with Neuropathic Pain. 痛みの概念が変わった―新キーワード100＋α, 小川節郎編著, 真興交易医書出版部, 246-247, 2008

[33] Kanemaru S, et al：Recurrent laryngeal nerve regeneration by tissue engineering. Ann Otol Rhinol Laryngol 112：492-498, 2003

[34] 稲田有史ほか：末梢神経損傷に対する polyglycolic acid-collagen tube（PGA-C チューブ）を用いた生体内再生治療の一例―効用から効果への治療のエビデンス確立へ向けて. 治療学 43：676-680, 2009

[35] 文部科学省, 経済産業省資源エネルギー庁：地震対策のポイント, チャレンジ！ 原子力ワールド, 文部科学省, 経済産業省資源エネルギー庁, 2010

10. 应用神经干细胞的临床研究

神经干细胞是指同时具有自我复制能力和分化成为神经元以及星形细胞与少突胶质细胞能力的细胞。在神经变性的动物疾病模型中进行的神经干细胞移植中，通过疾病特异性修复机制有助于功能的改善。本章将以实现人神经干细胞的细胞治疗为目的，在从基础到临床研究的基础上，对今后的课题进行阐述。

10.1　神经干细胞：作为细胞产品的生物学特征

美国加利福尼亚 Stem Cells 公司成功开发出了应用人死亡胎儿脑表面抗原的单克隆抗体对稀有神经干细胞进行分离和精制的方法，以及在无血清条件下使干细胞增殖的方法。神经干细胞存在于人胎脑中稀有的 CD133 阳性细胞集落中，经 FACS 分选后进行分类培养可以制作神经球簇，之后经历相对较长时间后可以进行传代培养。1 个神经细胞不仅具有向神经元与胶质细胞的多向分化能力，也具有再构成神经球并再次显示其多能性和自我复制能力的功能。这些是将 Weissman 的造血干细胞概念与 Gage 的神经干细胞研究进行结合后得到的研究成果，关于人中枢神经干细胞直接分离的论文在 2000 年发表[1]。

为了面向临床应用，目前正致力于对人神经干细胞细胞库的开发研究。细胞库制作将进一步纯化的 CD133$^+$CD24$^-$ 的神经干细胞进行分离，在 LIF、bFGF、EGF 3 种细胞因子作用下，对于干细胞进行选择性大量培养以构建较为均匀的神经干细胞细胞库，之后冷冻保存。然后配合移植的日程，有计划地从细胞库取出细胞并解冻，制作用于移植的神经干细胞细胞产品。质量方面具有均一的 CD133 及 Nestin 阳性的神经干细胞的特征，分化诱导测定 10 天后约 50%~60% 的细胞具有神经元分化标志物表达，并且也可以分化诱导出能够形成星形细胞、髓鞘的少突胶质细胞。这种神经干细胞产品由保持多向分化能力的高度纯化的未分化神经干细胞组成，染色体数目、形态均正常。通过独立开发的方法，细胞库的传代、冷冻、解冻时的质量得到提高，使提供具有传代再现性的高品质产品成为可能。临床治疗试验需要按照 FDA 审批标准作为临床药理学细胞产品进行解析，并争取在体外进行定量测量。但是以现阶段的技术体外测量存在一定限制，要实现能够对神经干细胞移植的结果进行预测还比较困难。笔者等认为，在临床前期试验中在体外的实验数据更为重要，将人神经干细胞向动物模型中进行移植，对于小鼠脑内的人神经干细胞的多分化能力、游走能力以及与宿主脑微环境之间的相互作用进行了解析。为了不出现排斥反应，使用了免疫不全小鼠作为受体。将人神经干细胞移植到 NOD-Scid 胎鼠的侧脑室，经过 24~48 周后，人的细胞大范围地移动到了侧脑室的周围、大脑皮质、海马、纹状体等部位。在侧脑室下层部分人细胞为 Nestin 阳性，与小鼠神经干细胞、前体细胞相同，也观察到了人的细胞进行细胞分裂的状态。从侧脑室下层部分到嗅球部分，人的神经元前体细胞出现锁状连续，到达嗅球后与内在的小鼠神经元呈同样形态，定向分化出伴有轴索延伸的神经元。向成体小鼠移植神经干细胞后还显示出多向分化能力，在海马中分化成中间神经元。

通过移植实验观察到，人神经干细胞在与小鼠神经干细胞同样的部位增殖，游走到脑的各个部位，可以适应部位特异性的微环境，具有分化成为神经元、星形细胞、少突胶质细胞的能力。也就是说，人的神经干细胞依从于小鼠脑微环境的指示，行使着小鼠神经细胞的功能。目前为止，已经对 3000 只以上移植的小鼠脑及脊髓进行了解析，发现人神经干细胞的存活具有再现性，在安全方面未检测出肿瘤形成。

10.2　以确立安全性为目标的临床研究策略

在对人神经干细胞产品进行研究开发的同时，也对临床研究最初的疾病进行了慎重的选择。参照神经科学、神经变性专家的观点，选择中枢神经系统的神经变性及损伤为对象，并按以下条件选择。首先病因已明确，已经阐明了治疗所必需的机制。其次在动物模型中显示出神经干细胞治疗的有效性。再次是按照实际临床研究的可能性高低的顺序来优先进行考虑。

神经系统细胞治疗的修复机制大致分为基于供体细胞的神经元的替换（补充）和防止宿主神经元出现细胞凋亡的神经元保护这两大类。例如，作为基于移植治疗的神经替换，典型的实例是对帕金森病的治疗。不仅是神经干细胞移植，而且是将胎儿脑的中脑黑质部分移植到帕金森病患者的纹状体内 [2]。修复的机制是供体来源的神经元在宿主纹状体内形成突触，通过分泌多巴胺来改善帕金森病的症状。

　　神经元保护是保护宿主神经元不受损伤，不发生细胞凋亡的过程。例如，受到损伤的神经元轴索内二次形成髓鞘，通过分泌细胞因子及酶等以保护受损神经元不发生细胞凋亡。

　　笔者等参考以上两种方法，将神经干细胞治疗安全性的临床研究作为重点，将因缺少酶而导致神经变性的溶酶体病作为治疗对象。溶酶体病是像戈谢病、法布里病那样的通过酶补充法可以治疗的疾病。但是在伴随着脑变性疾病的溶酶体病中，由于补充的酶无法通过血脑屏障，很难通过酶补充法进行治疗[3]。因此通过神经干细胞移植从供体细胞直接对神经元进行酶的供给，可以实现神经元保护。在此情况下，治疗并不需要像帕金森病那样再次构建神经网络。将来源于脑的神经干细胞向脑内移植，在安全性方面必须达到的门槛相对较低。同时伴随神经变性的溶酶体病在致死性疾病中并没有有效的治疗方法，因此考虑此病比较适合新的移植疗法。

　　最终选择了溶酶体病之一，因酶缺乏而导致的基因疾病——蜡样脂褐质症（NCL，别名巴腾病）。此病是由于缺乏 PPT1 酶而导致脑神经元内多余物质的蓄积，最后引起细胞死亡的进行性神经变性，是小儿神经系统难治性疾病之一。在新生儿至幼儿期发病，由于进行性的神经变性导致视觉障碍（全盲），智力低下，运行功能障碍，在十几岁时就会死亡[4]。在动物疾病模型 PPT1 酶敲除免疫功能不全小鼠的人神经干细胞移植实验中，人的细胞向神经变性的靶器官大脑皮质的全部区域及海马等大范围内迁移并存活。而且来源于供体的细胞在移植后产生脑内的蓄积物质减少，保护了宿主神经元不出现细胞死亡，显示了能够延迟运动功能障碍的神经干细胞移植的有效性[5]。

　　2001 年蜡样脂褐质症患儿的父母所举办的聚会，为关于应用 ES 细胞或者神经干细胞进行治疗的讨论提供了场所。他们不仅为了自己的孩子们，还期望将来对此疾病能够开发出治疗方法，笔者感受到了他们的热情与执着，这对于平日里在实验室中进行试验的笔者来说是一次十分珍贵的经历。即使现在回想起来，若没有他们的热情执着，临床研究也不会顺利。关于尖端医疗的风险在政府机关进行审议之前，面对还没有治疗方法的疾病，优先考虑患者的生存质量才是更加人道的。

　　开始临床研究时，需要向美国食品药品监督管理局（FDA）申请 IND（investigational newdrag）并获得批准。阶段 I 的临床治疗实验主要目的是证明用于人的安全性。其申请内容比较庞杂，在质量方面包括神经干细胞库的建立、特征、质量评价方法，在非临床方面包括神经干细胞的生物活性与毒性试验结果，还包括治疗试验计划的实施方案，涉及范围很广。为了将神经干细胞库用于临床治疗试验，为保障没有传染性疾病的污染（细菌、支原体、病毒），必须满足内毒素水平、成活能力、纯度等安全性与稳定性的质量标准。在有关安全性/毒性试验中，将神经干细胞按照临床治疗试验的方法进行移植，重点是证明细胞移植本身的安全性。

笔者等将神经干细胞向免疫不全小鼠（NOD-scid）与免疫抑制后食蟹猴的大脑和侧脑室进行移植。结果在 NOD-scid 中 100% 得到了成活，在向猴的移植中可见一部分出现排斥反应。但在免疫抑制成功的情况下，人的细胞在猴的脑内迁移，显示出分化为神经元、胶质细胞的能力。在病理检查中未见末梢器官组织变性，也未检测出人的细胞。在毒性试验、肿瘤原性实验中也未见移植的细胞形成肿瘤。

为了开始进行临床治疗试验需要获得 FDA 的审批，并得到实施医疗机构的伦理委员会的批准。在实施医疗机构中除进行神经干细胞移植之外，还需要进行这一稀有基因疾病蜡样脂褐质症实验对象的征集、分类、受治疗者的检查与追踪。研究中需要负责移植的神经外科医生、诊治疾病和实施免疫治疗的内科医生以及观察临床试验结果的临床实验分析团队。对于实施医疗机构的设定、设备与环境、临床试验实施团队、伦理委员会的批准，以上缺少任何一项都不能施行，并且必须办理知情同意书签字手续。2006 年 11 月由 OHSU（俄勒冈州大学医学系）的临床试验向实验对象进行了第一例神经干细胞移植。经 FDA 批准，采用神经干细胞进行移植治疗的临床治疗试验由 StemCells 公司提供支持。在阶段 I 的 NCL 临床治疗试验中，6 名实验者接受了神经干细胞移植，经过了移植后 1 年的随访最终确立了移植的安全性。移植 2.5 年后对于因疾病恶化死亡的实验对象的脑组织的解析后发现，没有观察到由于移植导致的脑组织病理异常及肿瘤形成，确认了供者来源细胞的存活及游走 [6]。

从这一项临床治疗试验中得知，对于进行性神经变性的治疗，根据早期诊断，可以早期进行移植，从而使神经变性的发展有最大限度的延迟，这一点非常重要。应用神经干细胞的治疗，通过神经元的替代和神经元保护有助于神经疾病的治疗。

10.3 以确立有效性为目标的临床研究策略

安全性确定之后的研究重点是有效性，对于神经变性进行检索后，将先天性脑白质形成不全症之一佩·默病（PMD）作为试验对象。PMD是因髓鞘形成不全所致的罕见的基因异常性疾病，特别是先天型在出生后早期发病，伴随着不随意运动、下肢痉挛性麻痹等运动功能障碍，患儿常在10多岁死亡。选择PMD的理由在于，疾病原因明确，是由于髓鞘形成所必需的少突神经胶质细胞死亡所致。其治疗的思路是采用移植的神经干细胞形成供体来源的髓鞘，以期对大脑白质的功能进行改善。2008年临床治疗试验申请之前，在髓鞘形成不全的小鼠模型中，显示出神经干细胞形成髓鞘进行修复的有效性效果。对于PMD患者的治疗试验是以加利福尼亚大学旧金山分校附属医院的4名患者进行的。在人神经干细胞移植后经过1年的随访，于2012年2月结束临床试验。通过MRI检测出供者来源的髓鞘形成，虽然形成数量较少，但观察到运动功能及认知功能的改善。

髓鞘形成参与神经变性修复的另一病症是脊髓损伤。脊髓损伤尤其在年轻人群中经常由于交通事故而突然发生，不仅对于个人，而且也给社会增加了负担。目前的治疗通常是以减轻损伤部位损害为目的，进行外科手术或者是对症处理，尚无有效的治疗方法。但是正像冈野荣之教授提倡的那样，脱髓鞘的脊髓神经元的轴索一部分有可能通过髓鞘形成而得到改善。

作为应用神经干细胞进行脊髓修复时，必须考虑的方面有很多。首先是移植的时机。冈野研究室的研究结果显示，脊髓损伤后的急性期（7天内）损伤部位的炎症严重并不是细胞移植最恰当的时期。在动物实验中，从脊髓损伤后的急性期向慢性期过渡的亚急性期（9~14天）炎症较轻，是适合进行神经干细胞移植的时机，这一点通过动物实验已经得到证实[7]。在动物的脊髓损伤模型中，撞伤的强度与损伤靶器官脊髓的部位由电脑控制，可以制作具有再现性的脊髓损伤。但是人受损时会有各种各样不同的情况。而且损伤后最初的3个月不进行治疗也会自然治愈使功能得到改善。对亚急性期的细胞移植有效性进行统计显示，必须将100人以上作为实验对象才是有意义的临床试验。但是实际上，获得亚急性期大量的脊髓损伤实验对象以及获取符合临床等级的神经干细胞制品都是不现实的。为了使采用细胞移植治疗脊髓损伤的再生治疗得以发展，选择小规模的可以观察其安全性与有效性的实验对象较为理想。

可以依据科学证据通过损伤严重程度预测细胞移植治疗效果的不同。对于完全性脊髓损伤的重症患者，其细胞治疗效果与轻度脊髓损伤患者相比较差。脊髓损伤患者的大部分由于颈髓损伤引起呼吸和上肢（腕、手、指）障碍，从而造成生活质量明显下降。

根据这些分析，笔者和 Anderson、Cummings 进行了合作研究，尝试在胸髓损伤的急性期、亚急性期和慢性期的鼠模型上进行人神经干细胞的移植。神经干细胞在亚急性期和慢性期移植有助于功能改善，但在急性期移植未观察到功能改善。修复的机制尚未明确，长期的供体细胞的存活对于功能改善是不可缺少的，在电镜下可以观察到髓鞘的再形成和人来源的神经元突触的形成。随着脊髓损伤后时间的延长，并未发生异常性疼痛等并发症状 [8、9]。

根据这项临床前期试验的安全性和有效性的数据，对于慢性期胸髓损伤的神经干细胞移植 I / II 期临床实验已在瑞士得到认可。2011 年以 12 名患者作为实验对象，首先对 3 名完全脊髓损伤的实验对象进行了移植。安全性监督委员会在术后经过 4 个月得出了没有安全性问题的结论。在此评价基础上，2012 年 8 月，对于下一批不完全性麻痹的实验对象按照实验计划，持续进行临床治疗实验。同时，以颈髓损伤治疗为目的应用颈髓损伤免疫不全小鼠模型也验证了人神经干细胞移植的有效性。

而且，为了扩大神经干细胞可能治疗的领域，正不断开展有关视网膜进行性变性疾病的研究。老年性黄斑变性是 65 岁以上人群失明的主要原因。其原因之一是视网膜色素上皮细胞的功能异常所引起的视神经细胞死亡。修复的机制是通过移植神经干细胞来补充视网膜色素上皮细胞，有助于视神经细胞的功能恢复。将人的神经干细胞移植到视网膜疾病模型上代替视网膜色素上皮细胞，有助于减少视神经细胞的死亡，保持其功能，成功地大幅度减缓了视力下降 [10]。2012 年 2 月，其临床治疗试验获得了 FDA 的批准，开始启动治疗试验。

10.4　神经干细胞治疗实用化的研究课题

利用神经干细胞的再生医学的实现不仅延缓了以低分子化合物为中心的已有的医药开发过程，更重要的是确立了细胞治疗新的操作和评价方法。神经干细胞是活体生物来源结构，而不是像阿司匹林一样，是每家每户必备的药剂。并且每次服用的方法都与靶细胞吸收和排出的普通的药剂有着根本的不同。因此用于药剂特征解析的药物动力学（pharmacokinetics）标准不适用于神经干细胞。活体生物材料产品的生产过程即使是在无菌环境下进行，也进行质量管理，但是在常温及低温状态下稳定性差这一点与既存的药品仍存在巨大差异。为了生产出最大限度有效性强且质量好的细胞，生产时要将所需时间压缩到最小程度，尽量不给细胞增加压力。因此，沿用过去的医药品开发规则，必须避免在无菌室耗费不必要的时间和经费去制作细胞，从而促进干细胞治疗的开发。

利用神经干细胞进行细胞治疗的目的并非对症治疗，而是通过细胞移植使供体细胞存活，并发挥特异性疾病修复的作用。这才是真正意义上的再生医学的开发。神经干细胞治疗等最尖端医学的在开发方面也伴随着风险。国际干细胞研究学会所制订的《干细胞临床转化指南》指出，即使通过动物实验、毒性实验已证实神经干细胞安全性，也不能能保证实施人体移植时的安全性。与其说在毒性试验和临床级别的细胞质量评价方面耗费大量时间和费用，莫不如以已无治疗方法的重症患者为对象，在充分考虑风险／益处均衡的基础上，尽快开展临床研究，这样才有助于再生医学的发展。

目前许多公司的神经干细胞、细胞库以及最终产品均采用死亡胎儿脑组织中提取的神经干细胞。有关利用死亡胎儿的组织，世界各国、法律以及规定各异，有赞成和反对两种意见，不可否认存在社会学和伦理学问题。在美国、英国对以死亡胎儿的脑以及脊髓来源的神经干细胞作为细胞材料的细胞治疗正在进行开发，以脑栓死（英国 ReNeuron 公司）、ALS（美国 Neural Stem 公司）为对象的临床治疗试验正在进行之中。

神经干细胞和细胞产品都是死亡胎儿脑来源的组织干细胞，保持着向中枢神经系统细胞的多向分化能力（multipotency）。与 ES 细胞和 iPS 细胞相比，成体干细胞的优点是即使在未分化的状态下移植，形成畸胎瘤和癌变的危险性低，也能保持移植后适应宿主环境的能力。在目前阶段，是治疗神经变性的较为理想的细胞产品。

在应用 ES/iPS 细胞促进再生医学发展的基础上，细胞库的建立和死亡胎儿来源的神经干细胞的临床治疗试验具有重要的指导意义。临床研究基于优点／缺点平衡的同时，有关细胞的质量规格、安全性、有效性、副作用风险等如何进行评价，需要从多角度继续进行探讨，尽快构建完善的临床治疗试验体系，并在全社会得到较为一致的观点，将有助于将来普惠大众的再生医学的发展。

（内田伸子）

文献

[1]　Uchida N, et al：Direct isolation of human central nervous system stem cells. Proc Natl Acad U S A 97：14720-14725, 2009

[2]　Li JY, et al：Lewy bodies in grafted neurons in subjects with Parkinson's disease

suggest host-to-graft disease propagation. Nature Medicine 14 : 501-503, 2008

[3] Sly WS, Vogler C : Brain-directed gene therapy for lysosomal storage disease : Going well beyond the blood- brain barrier. Proc Natl Acad Sci U S A 99 : 5760-5762, 2002

[4] Hofmann SL, et al : Genotype-phenotype correlations in neuronal ceroid lipofuscinosis due to palmitoyl-protein thioesterase deficiency. Mol Gen Metabol 66 : 234-239, 1999

[5] Tamaki SJ, et al : Neuroprotection of host cells by human central nervous system stem cells in a mouse model of infantile neuronal ceroid lipofuscinosis. Cell Stem Cell 5 : 310-319, 2009

[6] Jacobs Y, et al : Long-term survival and migration of allogeneic human central nervous system stem cells following intracerebral transplantation in Neuronal Ceroid Lipofuscinosis, ISSCR 2011

[7] Okano H, et al : Regeneration-based therapies for spinal cord injuries. Neurochem Internat 51 : 68-73, 2007

[8] Cummings BJ, et al : Human neural stem cells differentiate and promote locomotor recovery in spinal cord-injured mice. Proc Natl Acad Sci U S A 102 : 14069-14074, 2005

[9] Salazar DL, et al : Human neural stem cells differentiate and promote locomotor recovery in an early chronic spinal cord injury NOD-scid mouse model. PloS One 5 : e12272, 2010

[10] McGill TJ, et al : Transplantation of human central nervous system stem cells-neuroprotection in retinal degeneration. European J Neurosci 35, 468-477, 2012

11. 应用间充质干细胞、Muse 细胞的再生医学

11.1　间充质干细胞

间充质干细胞的研究很早即从骨髓开始。单一克隆构建克隆形成成纤维细胞样细胞能从骨髓组织开始培养，Friedenstein 在 1970 年首次报告了自发性骨形成现象[1]。之后，Pittenger 等 1999 年报告了在培养状态下向骨髓间充质干细胞添加细胞因子和还原剂以实现定向的诱导，可以分化形成骨、软骨和脂肪[2]。采用其他诱导方法，不仅可以分化为中胚层系的细胞，而且可以超越胚系分化成神经系细胞、肝细胞、呼吸系统细胞等外胚层和内胚层的细胞[3-6]。几年后，在骨髓之后，脂肪和脐带来源的间充质干细胞也显示出同样的多向分化能力。间充质干细胞被认为是具有高度可塑性、多分化能力的干细胞。

作为间充质干细胞所具有的主要作用有：①产生细胞因子对损伤组织进行保护。②免疫抑制作用。③多向分化使组织修复和再生等。

有关组织保护作用特别是在骨髓间充质干细胞方面有较多报告，这些细胞具有在骨髓内支持造血干细胞的功能，所以会产生各种细胞因子。这些细胞因子向生物体内移植后，在受伤的组织内会发挥组织保护作用[7]。通常不进行分化诱导的间充质干细胞在组织再生中主要通过这一机制发挥作用。但是基本上在移植后经过一定的时间，细胞不能存留，因此这种效果不能长期维持。

免疫抑制效果是通过产生抑制免疫细胞的活性因子而实现的，所以以需要进行免疫反应干预的疾病为对象时，移植细胞有效。目前，正在进行这一方面的临床试验[8]。

细胞分化可以促进组织修复和再生。间充质干细胞不仅限于中胚层的骨、软骨、脂肪，而且超越胚层向神经细胞、胶质细胞、肝细胞等分化。有报告显示，这种分化分为生物体内自发的分化和在培养系的分化两种。例如，并不对间充质干细胞进行分化诱导而直接移植到受伤害的组织，尽管效率低，但仍可以在生物体内自发分化为构成组织的细胞，有助于组织的恢复[9, 10]。在培养

条件下使用特定的细胞因子进行分化诱导，结果显示，一定比例的细胞分化成靶细胞，对再生治疗具有启示作用[2-6]。但具有分化作用的主体细胞究竟是什么？为何能超越胚层进行大范围的分化？对此，迄今为止一直争论不休。

所谓间充质干细胞通常多指从骨髓、真皮、脂肪组织等间充质组织中分离出来的、可以贴壁生长的细胞。通常含有各种细胞，并非单一的细胞，而是由多种细胞构成的[2]。因此，对于细胞的鉴定十分困难。迄今为止，有许多研究团队提出，以骨髓为代表间充质干细胞具有多能性。例如：Verfaillie 等报道的成体小鼠骨髓中的 MAPC，Schiller 等报道的 MIAMI 细胞，Ratajczak 等报道的 VSEL 细胞等，都有 Oct-4 和 Rex-1 等多能性因子的表达，可观察到超越三胚层向各种细胞分化的现象[11-13]。但是所有研究也都是直接利用了由多种细胞所构成的间充质干细胞，并未显示 1 个细胞向三胚层细胞分化和自我复制，所以从严格意义上讲，并未证明其干细胞性。并且，细胞鉴定时并未显示特定的标志物，对细胞特性的解析并不充分，而且不同机构重复实验非常困难，因此关于间充质干细胞仍然有许多问题值得探讨。另一方面，最近在皮肤和骨髓等的人间充质组织中，采用间充质标志物和多能干细胞标志物的双阳性细胞鉴定方法，证实了 1 个细胞可以进行自我复制和向三胚层分化，进而证实多能干细胞（Muse 细胞）的存在（以后详述）[14, 15]。

因此，在神经系统疾病中应用间充质干细胞大致可以分为两大类，一是不进行分化诱导而直接移植。二是分化诱导为神经细胞和胶质细胞后进行移植。本章对不进行分化诱导的间充质干细胞移植的适应证、分化诱导的方向、治疗的疾病和治疗的效果等方面进行综述。

11.2 针对脑梗死的应用

大鼠和小鼠的脑梗死模型主要采用大脑中动脉（MCA）一过性或永久性闭塞（MCAo）模型。大脑中动脉区域的脑梗死对于人来讲可以产生半身不遂、感觉障碍、意识障碍、失语、失用、失认、半盲等症状，重症致死的病例很多。在动物模型上症状也存在个体差异，实验时仅采用轻症的个体。细胞移植时采用向 MCAo 模型动物的脑内，借助脑定位固定装置直接注入纹状体的方法[16, 17]和经颈动脉[18, 19]或者静脉注入细胞的方法。关于细胞移植的效果采用组织学评价（梗死灶的减少和移植细胞的细胞谱系、亚型鉴定）以及行为、功能评价（作为前庭运动功能评价的平衡试验，作为感觉运动功能评价的肢体放置试验，作为记忆、认知功能评价的 Morris 水迷宫试验）等。

a. 未进行分化诱导的间充质干细胞

关于骨髓间充质干细胞向脑梗死模型的移植的研究迄今为止有许多报告[16-21]。这些报告都侧重于功能方面的效果。其机制可能是向神经系细胞分化[17, 18, 20]和内在性前体细胞的神经细胞新生诱导[17]、血管新生诱导[19]、促进突触形成作用[19]、神经保护作用[21]等。脐带来源的间充质干细胞也具有同样的效果[22, 23]。有报告显示，脂肪源性间充质干细胞比骨髓来源间充质干细胞在梗死灶的改善以及功能恢复上更加有效，其可能机制是脂肪源性间充质干细胞能产生更多的 VEGF 和 HGF 等生长因子[24]。但这种没有向特定细胞诱导的间充质干细胞移植在移植部位向神经系细胞分化有限，其绝大部分效果都是由移植细胞的局部效应产生的。即对失去的或者即将失去的细胞，采用间充质干细胞通过少量的分化来补充，可以说并非是根本意义上的治疗。有关未进行分化诱导的细胞移植，也有与内在性神经系细胞相融合的说法[25, 26]。

b. 基因改变的间充质干细胞

关于骨髓间充质干细胞，最近正在尝试将特定生长因子基因导入后移植的研究。迄今为止，已进行了 BDNF[27]、FGF-2[28]、HGF[29]等生长因子强制表达的骨髓间充质干细胞的研究，与未改变基因的骨髓间充质干细胞相比，显示出更好的组织修复效果。关于脐带来源的间充质干细胞尝试 HGF 强制表达的细胞移植，表现出对比功能重建和再髓鞘化的促进作用，促进效果优于基因未改变的细胞[30]。目前基因导入的方法是应用由腺病毒、单纯疱疹病毒、慢病毒等一些病毒载体所介导的基因强制表达系统，如果未来应用于临床，需要对相关炎症反应及癌变等进行充分的探讨。

c. 由骨髓间充质干细胞诱导而来的神经系细胞

迄今为止，已有应用由骨髓间充质干细胞分化诱导而来的神经细胞[31, 32]以及神经前体细胞[33, 34]的研究报告。在分化神经细胞时，可使用质粒向骨髓间充质干细胞导入构成活性型 Notch-1 的 NICD（Notch-1 intracellular domain）基因，用 G418 对仅表达 NICD 的细胞进行筛选后，进一步采用 bFGF、CNTF、毛喉素等液态因子进行刺激以诱导神经细胞。采用这种诱导法可以以 96% 以上的高效率获得 MAP-2 和 Tui-1 等神经细胞标志物表达细胞，这些细胞可以表现出活动电位和电位依存性的内向电流功能[3]。将这些诱导形成的神经细胞移植到大鼠 MCAo 模型的脑实质非坏死部位，在移植 28 天后与未处理的骨髓间充质干细胞相比较，在功能恢复方面呈现有意义的改善。并且在诱导组有 30% ~ 45% 的移植细胞残留，而在未处理组仅为 10% ~ 20%。其中神经细胞标志物表达的细胞比例前者为 90%，后者为 0.6%[31]。在向沙鼠左总颈动脉闭塞模型移植人骨髓间充质干细胞来源的诱导神经细胞实验中，与未处理的骨髓间充质干细胞移植组相比，作为本体感觉功能评价的双侧非对称试验功能恢复在移植 28 天后有所改善。这些细胞在移植组织内有神经细胞特异性标志物神经丝（neurofilament）的表达。而且，这些移植细胞在沙鼠脑组织内为人特异性 DNA 探针所识别，而沙鼠 DNA 探针不能被识别，即移植细胞的神经细胞标志物表达并非由既存的神经细胞或与移植细胞发生细胞融合而产生的 [32]。因此，由骨髓间充质干细胞诱导分化的神经细胞在脑梗死动物模型上有助于组织学和功能性恢复。

也有报告称，骨髓间充质干细胞不仅可以分化为神经细胞，还可以诱导为神经前体细胞 [33, 34]。根据这些报告，向骨髓间充质干细胞导入 NICD，进行 G418 筛选后，应用添加了 bFGF 和 EGF 的培养基进行悬浮培养，可以获得神经前体细胞标志物 Nestin、Sox2、NenroD 表达特征的细胞团样神经球（neurosphere），通过进一步贴壁培养，可以以 95% 以上的高效率获得 MAP-2 以及 Tuj-1 等神经细胞标志物表达的细胞 [33, 34]（图 11.1）。将这些细胞向大鼠 MCAo 模型移植，移植后 3 个月进行功能评价，在肢体放置试验、Morris 水迷宫试验等与未诱导骨髓间充质干细胞移植组相比，可观察到有意义的功能恢复。并且令人惊奇的是，移植细胞广泛分布于脑实质内，其数量达到移植细胞的 4 倍。这些细胞既有神经细胞标志物 NeuN 表达，也有钙结合蛋白、微白蛋白、TH、DARPP32 等各种神经亚型标志物的表达 [33]。

在脑梗死状态下，在大范围内神经细胞受到一次性、二次性损伤而死亡，所以能够供给各种神经细胞亚型具有重大的意义。并且，移植细胞可以增殖到 4 倍程度，移植后 2 周 5% 左右的移植细胞有细胞分裂标志物 Ki67 的表达，而移植 3 个月后标志物表达消失，显示在移植后早期发生分裂和移动，并向脑实质大范围扩展 [33]。

也有将这些骨髓间充质干细胞来源的神经前体细胞与人工材料结合，并验证其效果的报告 [34]。作为人工材料已使用为移植细胞提供支架的胶原蛋白海绵和有助于血管新生、用于内源性神经前体细胞活化的 bFGF 缓释微球体。这些人工材料与骨髓间充质干细胞来源的神经前体细胞组合后，向大鼠 MCAo 模型移植，移植后 35 天有助于梗死灶的减少和残存移植细胞数、血管新生、内在性神经前体细胞等的增加等（图 11.2），并且也证实了功能的恢复 [34]。在这些骨髓间充质干细胞来源的经分化的神经细胞移植以及神经前体细胞移植方面，无论何种实验系列，都没有观察到肿瘤形成[31-34]。在脑梗死模型上，神经前体细胞移植比分化型神经细胞移植在组织学和功能上更能获得满意的结果。通过与人工材料组合可以进一步增强其效果。无论在何种试验系列，都未发现肿瘤性增殖的现象，显示出骨髓间充质干细胞以及骨髓间质系干细胞来源的神经系细胞移植在操作上的安全性。

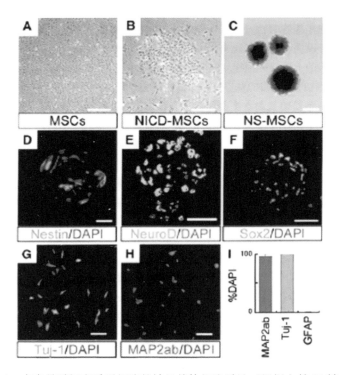

图 11.1　来自骨髓间充质干细胞的神经前体细胞诱导（根据文献 33 转载）

A：通常的大鼠骨髓间充质干细胞（MSCs）；B：将 NICD 基因导入（NICD-MSCs）后细胞形态发生变化；C：NICD-MSCs 诱导的神经球（NS-MSCs）；D，E，F：NS-MSCs 的神经前体细胞关联标志物的表达；D 为 Nestin；E 为 NeuroD；F 为 Sox2；G，H，I：NS-MSCs 向神经细胞进行分化诱导，发现微管蛋白同种型Ⅲ（Tuj-1）阳性细胞（G）和 MAP2ab（microtubule associated protein2）阳性细胞（H），分别所占细胞比例较大（I）。

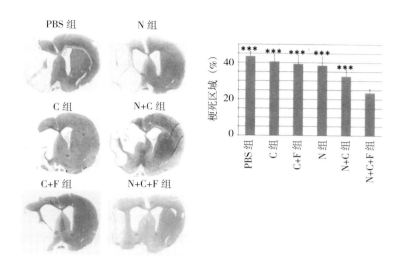

图 11.2   应用鼠脑梗死模型进行骨髓间充质干细胞来源的神经前体细胞和人工材料的组合
移植（根据文献 34 转载）

制作 6 个移植组，在 35 天后进行脑梗死区域的测定，观察到神经前体细胞（NS-MSCs）、胶原蛋白海绵和 bFGF 缓释剂三者组合组与其他组相比，梗死区域出现有意义的缩小。

***：$P<0.001$

实验组：

PBS 组：只有 PBS。C 组：只有胶原海绵。C+F 组：胶原海绵 + bFGF 缓释明胶。N 组：只有 NS-MSCs。N+C 组：NS-MSCs + 胶原海绵。N+C+F 组：NS‐MSCs + 胶原海绵 + bFGF 缓释明胶。

d. 临床试验实例

到目前为止，已进行了许多临床试验。典型的临床试验实例是在 2005 年首次报告的经诱导的间充质干细胞[35]。结果发现，移植 3 个月后短时间有效，经过 12 个月左右并没有观察到有意义的差异。观察期间未发现移植细胞引起的变态反应、血管栓塞、肿瘤形成等副作用。日本札幌医科大学本望等的研究团队也展示了其研究成果[36]。他们采用自体血清培养的骨髓间充质干细胞进行自体移植，治疗脑梗死患者 12 例，在术前及术后进行 MRI 以及 MR 血管造影检查。结果发现，术后 1 周病灶减少 20% 以上，神经症状也明显改善。在所有病例中均未发现肿瘤形成、细胞异常增殖、神经症状恶化、静脉栓塞症等副作用，显示其安全性以及临床应用的可能性。这篇报告指出，细胞移植如果在发病 1 周后进行几乎观察不到效果，而作为治疗对象的 12 例患者均是在脑梗死发病 36 ~ 133 天后的慢性期内接受移植。骨髓间充质干细胞的主要效果在于通过局部效果进行组织保护，慢性期进行移植其效果自然有限。如果更早期进行移植能否带来更好的效果？有关这一问题期待更加深入的探讨。

11.3　针对脊髓损伤的应用

用大鼠和小鼠制作脊髓损伤的动物模型，可以分为完全切断模型、半切断模型和挤压损伤模型。一直以来认为"中枢神经不可再生"的一个重要原因是因为"超过切除部位的轴索再生是不可能的"。怎样才能使超过切除部位的轴索再生变为可能？对于这一问题的解决在治疗脊髓损伤的新疗法的开发上一直受到重视。在这一点上，完全切断模型因为能展示出超过切除部位的再生，所以可以作为轴索再生的支架发挥作用。但很难通过治疗操作显示出有意义的功能恢复。部分切断模型在功能恢复上的治疗效果比较容易获得，但是很难判断是不是残留的轴索作用的结果，因为不能清楚地证明超过切除部位的轴索再生。相比之下更接近临床实际的是挤压损伤模型，但是由于其损伤程度很难调节，所以也存在难度。脊髓存在于椎管中，比颅骨中脑组织的空间有限，所以在进行大量细胞移植时有必要在很多部位进行移植。在大鼠脊髓损伤模型中，常用 BBB（Basso，Beattie and Bresnahan）法测量评价后肢状态及后肢支撑功能[37]。

a. 不进行分化诱导的间充质干细胞

关于骨髓间充质干细胞对脊髓损伤的移植治疗，Chopp 等发表了开创性的报告[38]，细胞移植后发现，一部分细胞表达神经细胞标志物，而且损伤部位附近的少突神经胶质细胞有所增加，也观察到功能的恢复。之后有很多研究室陆续发表了很多报告，除了证实功能恢复之外，还发现移植的骨髓间充质干细胞向损伤部位迁移[39, 40]，形成的空洞体积减小[39-41]，促进了轴索再生等[42]。没有观察到移植细胞向神经系细胞分化，或者即使观察到程度也很小。关于应用脂肪源性间充质干细胞进行移植治疗的研究，在对挤压损伤模型的移植治疗中，报告显示在 12 周的观察期间其对功能重建产生了促进作用[43]。关于脐带来源细胞，不是脐带来源的间充质干细胞而是脐带血来源的细胞在脊髓损伤移植治疗研究中被广泛应用。脐带血来源细胞在脊髓损伤移植治疗中的效果可以通过向神经系细胞的分化、再髓鞘化的促进、抗细胞凋亡作用、脊髓损伤所诱导的有害因子表达的抑制作用、促进血管新生、液态因子的分泌等来进行解释[44]。但是，不论哪个实验系中，移植细胞在生物体内都只能存活很短的时间，所以以上所述效果只是暂时性的。而且，在向神经细胞分化中可以观察到一部分雪旺氏细胞样细胞分化[45]，但是其比例并不高，所以不论是为轴索再生提供支架还是促进髓鞘形成方面，在脊髓损伤中对于轴索再生的促进，很难在质和量两方面发挥充分的作用。

b. 基因改变的间充质干细胞

BDNF 和 NT–3 等神经生长因子在脊髓损伤中特别是对于轴索的促进作用已被广泛知晓，因此有研究尝试通过基因操作使这两个生长因子强制表达后进行细胞移植[46]。在骨髓间充质干细胞和脐带来源间充质干细胞中强制表达以上生长因子后进行细胞移植的相关报告已经发表[47、48]。各报告中均观察到损伤组织内神经表达物质阳性，再生轴索数量增加，但是损伤组织的轴索再生未观察到显著改善，而且在功能恢复上也没有差别，可以说其效果有限。

c. 骨髓间充质干细胞诱导的神经系细胞

有许多报告报道了从骨髓间充质干细胞中诱导出神经细胞，之后向损伤脊髓进行移植的内容。这些报告使用了与脑梗死移植中所讲述的不同的诱导方法。Pedram 等利用 bFGF、维 A 酸、联丁酰基 cAMP、抗坏血酸、毛喉素、异丁基黄嘌呤等进行神经细胞诱导，并将诱导神经细胞和骨髓间充质干细胞混合，并将细胞集落移植到挤压损伤模型的大鼠身上，观察对于功能恢复的促进作用[49]。结果发现，运动功能恢复最好到最差的顺序为：混合细胞移植组、诱导神经细胞移植组、骨髓间充质干细胞移植组、对照组。虽然可以观察到移植细胞在移植组织中成活，但是成活的移植细胞作为神经细胞发挥功能并未得到证实，所以这些移植细胞与脊髓损伤功能恢复的有关机制尚未明确，需要进一步验证。

2001 年出泽真理等报告了从骨髓间充质干细胞中诱导雪旺氏细胞的方法，目前在骨髓间充质干细胞以外的脂肪来源或脐带来源的间充质干细胞中也得到应用，并进一步应用在末梢神经损伤模型以及脊髓损伤模型中的移植治疗研究中。其具体方法会在 11.6 节中涉及，在这里主要介绍一下骨髓间充质干细胞来源的雪旺氏细胞在脊髓损伤治疗中的应用。采用这种诱导方法可以进行骨髓间充质干细胞来源的雪旺氏细胞诱导，并进行脊髓损伤模型的细胞移植临床研究。2005 年镰田等首次将脊髓的第 7 胸髓完全去除，采用滤膜做成管形，在其中填充上基质胶，或者在其中填充添加有骨髓间充质干细胞来源的雪旺氏细胞基质胶，之后进行组织学和功能性评价。其结果是，骨髓间充质干细胞来源的雪旺氏细胞移植组中，宿主脊髓内上行性纤维中标志物阳性的轴索数大幅增加，运动功能可见显著的恢复[50]。镰田等在其后的挤压损伤模型中也观察到了同样的效果，利用免疫电子显微镜法，发现骨髓间充质干细胞来源的雪旺氏细胞在末梢神经处有髓磷脂形成的图像[51]。但是空洞形成的抑制效果在没有进行诱导的骨髓间充质干细胞组中占优势。

d. 从脂肪源性间充质干细胞诱导的神经细胞

关于脂肪来源的间充质干细胞，有报告探讨了脊髓挤压损伤模型中向神经细胞分化诱导后的细胞集落移植和不进行分化诱导的细胞集落移植[43]。2004年 Hermann 等将脂肪源性干细胞进行了神经细胞诱导，并使用了 bFGF 和 EGF 的悬浮培养系统[52]。移植后移植组织内的轴索数和依据 BBB 标准的功能评价报告显示，未处理的脂肪圆形间充质干细胞移植更为有效。

e. 脐带来源的间充质干细胞诱导的神经细胞

有报告称，脐带来源的间充质干细胞中以 Hermann 等的方法[52]为基础可以诱导神经前体细胞，之后在胸髓水平上进行了完全切除模型的移植[53]。结果发现，有助于运动功能的恢复。但是，移植细胞作为中枢神经细胞是否在存活后发挥作用，这一点并没有充分被证实，对运动功能恢复的机制尚不明确。

综合考虑，在脊髓损伤中可以应用间充质干细胞本身以及通过间充质干细胞诱导的神经细胞或雪旺氏细胞来进行移植治疗，期待这些细胞在移植后发挥各自的功能。已有报告指出，诱导神经细胞和间充质干细胞同时移植会对功能恢复有促进作用[49]。上述诱导细胞和未处理的间充质干细胞以适当的比例混合给予的方法，有可能蕴含着更为有效的治疗方法。

f. 临床试验实例

关于利用骨髓间充质干细胞的脊髓损伤细胞移植治疗，2005 年 Park 等[54]向脊髓损伤部位移植自体骨髓干细胞，而且还静脉注射了 GM-CSF（5 例），之后进行了 7 个月的观察。与只给予 GM-CSF 组（1 例）相比，在 4 例中观察到一定的功能重建促进作用。但其机制和移植细胞的转归不明。以 Park 等的研究为代表，现已尝试了很多细胞移植的方法，并观察了疗效。目前对于脊髓损伤慢性期患者细胞移植适应范围正在逐渐扩大[55]。在日本的关西医科大学尝试了通过腰椎穿刺进行细胞移植[56]，并且尝试提取脂肪源性间充质干细胞后静脉内给予的移植治疗。对于一年多以前脊髓损伤的成年男子进行了经静脉的细胞移植（共 8 例）[57]。报告显示，在 3 个月的观察期间，未见明显的功能恢复。迄今为止的报告中均未观察到由于移植细胞引起的肿瘤形成等副作用，即移植的安全性得到了确认。但是功能恢复效果在不同研究中各不相同。为了确立更为有效的移植方法，有必要对一直以来的临床治疗实验的移植方法及其效果进行更深层次的探讨。

11.4　针对帕金森病的应用

针对帕金森病已移植了各种各样的细胞，可以参考其他章节。在此就间充质干细胞进行综述。

a. 不进行分化诱导的间充质干细胞

利用间充质干细胞的营养效应可以直接将细胞进行移植。可以将骨髓的间充质干细胞移植到大鼠的帕金森病模型（6-hydroxydopamine（作用后制成）的纹状体，尽管没有出现显著效果，但观察到部分的功能恢复[58-62]。脐带来源的间充质干细胞也具有同样的倾向，观察到部分的改善，但没有显著的效果[63, 64]。在应用于人的可行性研究方面，将患者自体的骨髓间充质干细胞移植给患者，经过 36 个月的随访，有报告显示具有一定效果，而且没有观察到肿瘤形成[65]。一般不进行诱导的间充质干细胞不容易形成肿瘤，安全性高，但是不能在生物体内长期存留，所以营养效应逐渐减弱并消失，在根治方面有其局限性。

b. 基因改变的间充质干细胞

为了产生 L-DOPA、神经营养蛋白、GDNF（glial cell line-derived neurotrophic factor）等神经生长因子，基因调控后的骨髓间充质干细胞移植已在动物水平上进行，对于症状改善具有的一定效果[66-69]。在导入 VEGF 基因的脐带来源间充质干细胞，也表现出同样的效果[70]。

c. 由骨髓间充质干细胞诱导的多巴胺运动性神经细胞

已经有关于培养系中诱导形成多巴胺运动性神经细胞的报告[71-73]，但是这些报告并没有验证帕金森动物模型的有效性，究竟具有什么程度的多巴胺运动性神经细胞尚未明确。并且也有报告表明，利用 bFGF、EGF、PDGF、Sonic hedgehog、FGF-8、GDNF、butylated hydroxyanisole、二丁基 cAMP 等诱导未分化神经细胞并移植到动物模型，并未发现功能恢复，即便给予未分化神经细胞也没有观察到效果[74, 75]。

另一方面，在移植具有多巴胺运动性神经细胞功能的细胞后，在组织学、行为生理学的解析方面观察到了有意义的效果。通过脂质转染方式向骨髓间充质干细胞导入 NICD 组合质粒，采用 G418 进行筛选后，给予 bFGF、CNTF、GDNF 等细胞因子，以 60% 的效率诱导出 TH（tyrosine hydroxylase）阳性细胞。这些细胞表达多巴胺神经代表性标志物 Nurr-1、Lmx1b、En1、Ptx3。采用高性能色谱仪（high-performance liquid chromatography）可以检测到向培养液中释放的多巴胺[3]。利用这种方式诱导出来的大鼠和人多巴胺神经移植入帕金森模型大鼠的纹状体中，发现阿扑吗啡诱发性回旋运动的减轻，在行为解析方面观察到有意义的改善。移植后3个月未观察到肿瘤形成，移植细胞残存比例为30%，具有TH和多巴胺转运子表达。脑组织切片发现了移植脑中有多巴胺的产生[3]。

d. 脂肪源性间充质干细胞诱导形成的神经细胞

有报告显示，虽然不是完全分化为神经细胞，但从脂肪来源的间充质干细胞可以诱导出Tuj-1阳性细胞，对移植到帕金森模型动物后有一定效果[76]。

e. 脐带来源的间充质干细胞诱导形成的神经细胞

关于向神经系细胞的分化能力，有报告表明，脐带来源的间充质干细胞和骨髓来源者并无很大区别，可以应用神经条件培养基，Sonic hedgehog、FGF-8等诱导多巴胺动作性神经样细胞。将这些细胞移植到帕金森模型动物，可观察到行动功能的改善[77-79]。

f. 临床试验实例

有报告称，为观察骨髓间充质干细胞移植的可行性，将自身来源的未进行分化诱导的间充质干细胞移植到帕金森病患者，通过36个月的病情观察。结果发现了一部分功能的恢复，并未观察到副作用和肿瘤形成[65]。关于不进行分化诱导的间充质干细胞的有效性，有必要进行长期的探索。

11.5　其他脑神经系统疾病

有关利用间充质干细胞对于多发性硬化症和肌萎缩性侧索硬化症的移植治疗，已经进行了可行性研究。这些疾病的发病都与免疫学相关，期待间充质干细胞的免疫调节功能能够发挥作用，因此尝试了移植治疗。关于骨髓间充质干细胞用于多发性硬化症和肌萎缩性侧索硬化症的治疗[80]，以及脐带来源间充质干细胞用于多发性硬化症[81]的治疗，已有研究报告。Karussis等报告，针对多发性硬化症（15例）以及肌萎缩性侧索硬化症（19例），将骨髓间充质干细胞进行髓腔内移植或静脉内移植，最长进行长达2年的病情观察。观察期间未见肿瘤形成等副作用，从而证实了其安全性。MRI检查显示出移植细胞的迁移，根据淋巴细胞亚类分析，有9例骨髓间充质干细胞的免疫调节功能得到发挥[80]。有研究发现，脐带来源的间充质干细胞对于多发性硬化症的移植治疗有效[81]。

11.6 应用于末梢神经损伤

末梢神经的变性和再生的机制具体参照第 9 章。在此详细讲述一下间充质干细胞对于末梢神经损伤的神经再生作用。

末梢神经是由雪旺氏细胞的末梢性细胞胶质覆盖着神经轴索，神经组织损伤后，轴索断裂，末梢侧的神经轴索变性，并伴随着雪旺氏细胞的活化，不仅提供了神经轴索再生的支架，而且产生各种各样的液态因子和细胞因子，以诱导神经再生。最终通过神经功能表达，重新形成髓鞘，功能得以恢复[82]。因此，如果希望促进末梢神经的功能恢复，可以通过移植雪旺氏细胞或者具有雪旺氏细胞功能的细胞。

a. 不进行分化诱导的间充质干细胞

细胞移植时，在损伤严重的部位如果通过注入的方式移植细胞，在许多情况下细胞会流走，并不能成活，也因此不能有效发挥其功能。通常采用液体透过性管状结构，应用组织工程学操作方法，进行细胞与支架复合移植。

将骨髓、脂肪、脐带来源的未进行分化诱导的间充质干细胞移植到末梢神经，与完全不填充细胞材料的移植相比，可观察到促进效果。但可以认为是由营养效应引起的，因为目前为止没有见到移植细胞自发分化成具有髓鞘形成能力的雪旺氏细胞[83, 84]。

另一方面，间充质干细胞通过给予特定的细胞因子和还原剂等，可以分化成为具有雪旺氏细胞功能的细胞。将诱导和不诱导的间充质干细胞进行移植比较实验证实，在形态学和功能上诱导后可以产生更为有效的再生效果[83, 84]。

b. 由骨髓间充质干细胞诱导形成雪旺氏细胞

关于由骨髓间充质干细胞诱导形成雪旺氏细胞，是以 2001 年出泽真理等发表的论文为开端的[83, 84]。其方法是针对骨髓间充质干细胞，将还原剂 β-巯基乙醇放入无血清培养基中培养 24h，然后向放入血清的培养基中添加全反式维甲酸（all-trans-retinoic acid），经 2~3 天培养，最后在同时添加 bFGF、PDGF、Heregulin、毛喉素（细胞内 cAMP 浓度上升作用）四因子的血清培养基中进行分化诱导，可以表达 P0、p75、O4、GFAP、MAG、髓磷脂碱性蛋白质、P0、PMP22 等雪旺氏细胞标志物，在末梢神经内可以分化成具有髓磷脂形成能力的细胞。雪旺氏细胞诱导效率非常高，可达 97%。在末梢神经损伤模型移植后可以观察到组织学上有意义的轴索再生促进效果、电生理学上有意义的神经功能恢复和电子显微镜下髓鞘的形成[85]。采用这种分化诱导法所获得的雪旺氏细胞不仅在大鼠骨髓间充质干细胞和大鼠末梢神经损伤模型中证明了有效性，而且由人骨髓间充质干细胞分化诱导的雪旺氏细胞，对于免疫不全大鼠模型也同样有效[86]。将由食蟹猴骨髓间充质干细胞诱导而来的雪旺氏细胞移植到同一个体的正中神经，使用 PET、电生理等经过一年的观察，证实了其有效性和安全性[87]。之后，各研究团队对其分化诱导法和其再生促进效果进行了重复试验，并以这种分化诱导方法为基础应用于骨髓以外的其他间充质干细胞[88-92]。

有必要探讨雪旺氏细胞的诱导机制。β–巯基乙醇和维甲酸是诱导所必需的要素，离开它们将无法诱导雪旺氏细胞。β–巯基乙醇是还原剂，作用于骨髓间充质干细胞，可提高谷胱甘肽的合成，从而促进向神经系细胞的分化。众所周知，维甲酸作为发生阶段的形态形成因子而发挥作用，可以诱导 MASH1、NeuroD 等转录因子表达，有助于提高神经生长因子的反应性。bFGF、PDGF 与雪旺氏细胞的发生、分化有关，Neuregulin（特别是 heregulin 或 GCF）是神经嵴细胞分化为雪旺氏细胞时起作用的因子。目前对于由间充质干细胞而来的分化诱导寄予了很大的期望。有报告显示，毛喉素可使细胞内 cAMP 浓度上升，并促进神经生长因子受体的细胞膜表达，可引起 bFGF、PDGF、Neuregulin 的作用增强，促进雪旺氏细胞的诱导分化。

c. 由脐带来源间充质干细胞诱导而来的雪旺氏细胞

有报告表明，采用与骨髓间充质干细胞雪旺氏细胞诱导法，从脐带来源间充质干细胞中也可诱导出功能性雪旺氏细胞（图 11.3）。通过电子显微镜观察和功能检查可以确认，相同的雪旺氏细胞在形态学和功能学上发挥了促进再生的效果[84]。并且还有报告指出，采用相同的操作方法分化诱导的雪旺氏细胞可以产生 NGF、BDNF 等神经生长因子，有助于神经再生[88, 89, 92]。

d. 由脂肪来源的间充质干细胞诱导而来的雪旺氏细胞

关于由脂肪来源的间充质干细胞向雪旺氏细胞的诱导，Terenghi 等的研究团队首次发表了报告[91]。应用与 2001 年出泽真理等所采用的相同的方法诱导细胞，在与神经细胞共同培养下，促进了轴索的再生。Haycock 等再现了这些结果，而且发现，肾脏周围的脂肪组织与皮下脂肪相比，更易于向雪旺氏细胞诱导[90]。

11.7　存在于人间充质组织中的多能干细胞：Muse 细胞

有报告显示，在成人的骨髓和真皮等间充质组织中存在着具有从 1 个

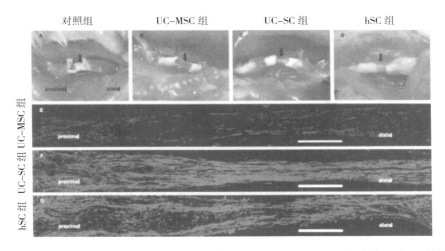

对照组　　　　　　UC-MSC 组　　　　　UC-SC 组　　　　　hSC 组

图 11.3 采用人脐带来源的间充质干细胞诱导而来的雪旺氏细胞的末梢神经再生（转载自文献 84）

通过诱导人脐带来源间充质干细胞而来的雪旺氏细胞，在给予免疫抑制剂的状态下，移植到大鼠末梢神经切断模型。（A~D）对照组：向透过性管状材料里仅填充基质胶，UC-MSC 组：移植未进行分化诱导的人脐带来源的间充质干细胞；UC-SC 组：移植由脐带来源的间充质干细胞诱导而来的雪旺氏细胞；hSC 组：移植人末梢神经来源的雪旺氏细胞。均为移植后 21 天。箭头为移植区域。在对照组管内并未发现实质性组织。UC-MSC 中观察到脆弱的组织，但非真正的神经性组织。在 UC-SC 组和 hSC 组可以观察到白色调的实质性组织。（E ~ G）UC-MSC、UC-SC、hSC 的移植区域的免疫组织图像。使用抗神经丝抗体染色后，虽然在 UC-MSC 组没有观察到有效的轴索再生，但在 UC-SC 组和 hSC 组可以观察到大量的再生纤维。比例尺为 1mm。

细胞向三胚层细胞分化和自我复制能力的多能干细胞，命名为 Muse 细胞（multilineage differentiating stress enduring–cells）[14]。这种细胞作为对抗应激的细胞被发现。作为多能干细胞的标志物 SSEA-3（未分化人 ES 细胞的标志物）和间充质的标志物 CD105 的双阳性细胞，可以从成人真皮、骨髓等间充质组织和间充质的培养细胞中获得。除 SSEA-3 外，还发现了 Nanog、Oct3/4、Sox2 等其他多性能标志物表达，同时具有自我复制能力。并且具有从 1 个细胞向三胚层细胞分化的能力，可以向骨、软骨、脂肪、平滑肌、骨骼肌等中胚层细胞分化，也可以向肝细胞、胆道系细胞等内胚层细胞分化，还可以向神经细胞、表皮细胞等外胚层细胞[14]分化（图 11.4）。

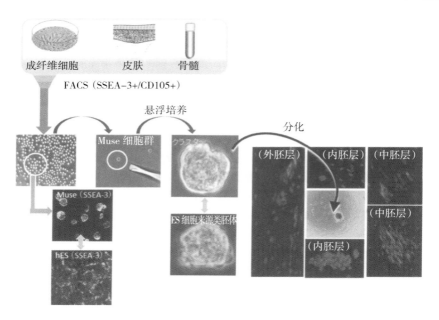

图 11.4   Muse 细胞的概要（根据文献 14 修改）

Muse 细胞可以从市面出售的间充质培养细胞（如成纤维细胞）、皮肤、骨髓等的间充质组织中提取
SSEA-3/CD105 双阳性。这种细胞以 1 个细胞水平进行悬浮培养，会形成与人 ES 细胞来源的类胚体非
常相似的细胞集落。这种细胞集落经明胶培养，自发分化成三胚层的细胞，包括神经标志物阳性细胞。

　　Muse 细胞可自发分化为三胚层的细胞，应用细胞因子加以特定的诱导可
以调控细胞的分化，实现非常高的分化率（90% 以上），不进行基因导入即可
分化诱导为靶细胞。例如，通过神经干细胞用培养基培养后，使用促神经分化
因子进行刺激后可分化为神经系统的细胞。使用 HGF、FGF-4 等因子，可分
化成人白蛋白、人 α- 胎儿性蛋白质（fetoprotein）阳性的肝细胞。骨、脂肪
等也同样可以高效率进行分化。对于这种具有多能性可以分化为三胚层细胞的
Muse 细胞采用细胞因子可以有效地进行分化诱导[87]。

　　Muse 细胞存在于正常的人体组织中，并未显示出肿瘤性增殖能力。向免
疫不全小鼠的睾丸移植 Muse 细胞，经过半年的观察，未发现畸胎瘤的形成。
而且，包含端粒末端转移酶增殖相关因子的表达量与通常的体细胞处于同等水
平[16]。这些方面在临床应用上至关重要，可以说 Muse 细胞从安全性的角度出
发风险小，实用性强。

　　Muse 细胞在培养细胞中所占的比例略有差异。在人骨髓间充质细胞中占

1% 以下，在人成纤维细胞中占 1% 左右。在生物体内间充质组织中亦不相同，例如，在成人骨髓液中，约 3000 个单核细胞中含有 1 个 Muse 细胞[14]。通过观察人的各种脏器，Muse 细胞可以散在性分布于结缔组织中。例如，分布在脂肪组织的脂肪细胞间结缔组织中，在真皮也同样散在于结缔组织中[87]。实际上，皮肤、真皮、脂肪等间充质组织是实用性很强的 Muse 细胞的来源。

有报告显示，Muse 细胞应用于受伤害的生物体时，能发挥修复（repair）细胞的功能[14]。采用对于人细胞不产生免疫排斥反应的免疫缺失小鼠，制作重症肝炎、肌变性、脊髓损伤、皮肤损伤的模型，将用 GFP 标识的人 Muse 细胞从尾静脉注入后，Muse 细胞会识别损伤部位，在其各种各样的组织上成活，分化成相应组织的细胞[16]。成活的变性肌肉上的 Muse 细胞表达营养障碍基因，在损伤脊髓中形成神经标志物神经丝，在损伤皮肤中发现了表皮细胞标志物细胞角蛋白 14。重症肝炎时可归至肝脏，产生人白蛋白、人抗胰蛋白酶等人肝细胞产生的蛋白和酶类。不仅如此，人白蛋白可以在小鼠末梢血中被检出，提示移植的人 Muse 细胞向肝细胞分化，在生物体内发挥作用。另一方面，而反将人间充质干细胞从尾静脉注入，却没有检测出向这种功能性细胞的分化。

迄今为止，间充质干细胞移植的主要作用可以认为是基于营养效应的组织保护。但是 Muse 细胞的出现展现出良好的修复效果，能够解释间充质干细胞移植所观察到的组织再生现象。而且可以期待应用 Muse 细胞的再生治疗。但为何 Muse 细胞能归巢于受伤害部位？适应组织的细胞分化如何调控？成活的细胞在生物体内分化时的微环境为何特点？这些机制的阐明将成为今后重要的课题。由于已经观察到向神经系细胞的分化，期待今后可以应用于神经损伤和变性疾病。对于急性病情的脑血管障碍和脑、脊髓系统的损伤性疾病，完全不进行分化诱导就可以直接给予 Muse 细胞。另外，如果变性疾病不断发展，已失去适合分化的微环境，不适于直接给予 Muse 细胞，此时可以进行分化诱导，诱导至特定的细胞后采用局部给予的方法可能更为有效。

间充质干细胞具有容易从骨髓、脂肪、皮肤、脐带等提取和肿瘤形成风险性低的优点，更加期待面向神经疾病的应用。不仅是自体细胞移植，异体细胞移植的可能性也被纳入视野进行研究。已经有一部分疾病开始临床研究，期待今后的发展。另一方面，有关有效性的科学依据，还需要进行更多的探讨和验证。基础性研究成果有助于提高使用间充质干细胞进行再生治疗的有效性，期望基础研究和应用研究共同发展和进步。

（北田容章，出泽真理）

文献

[1]　Friedenstein AJ, et al：The development of fibroblast colonies in monolayer cultures of guinea-pig bone marrow and spleen cells. Cell Tissue Kinet 3：393-403, 1970

[2]　Pittenger MF, et al：Multilineage potential of adult human mesenchymal stem cells. Science 284：143-147, 1999

[3]　Dezawa M, et al：Specific induction of neuronal cells from bone marrow stromal cells and application for autologous transplantation. J Clin Invest 113：1701-1710, 2004

[3]　Grove DA, et al：Attenuation of early airway obstruction by mesenchymal stem cells in a murine model of heterotopic tracheal transplantation. J Heart Lung Transplant 30：341-350, 2011

[5]　Snykers S, et al：In vitro differentiation of embryonic and adult stem cells into hepatocytes：State of the art. Stem Cells 27：577-605, 2009

[6]　Wang Y, et al：Support of human adipose-derived mesenchymal stem cell multipotency by a poloxamer-octapeptide hybrid hydrogel. Biomaterials 31：5122-5130, 2010

[7]　Tolar J, et al：Concise review：Hitting the right spot with mesenchymal stromal cells. Stem Cells 28：1446-1455, 2010

[8]　English K, et al：Mesenchymal stromal cells：Facilitators of successful transplantation? Cell Stem Cell 7：431-442, 2010

[9]　Orlic D, et al：Bone marrow cells regenerate infarcted myocardium. Nature 410：701-705, 2001

[10]　Terai S, et al：An in vivo model for monitoring trans-differentiation of bone marrow cells into functional hepatocytes. J Biochem 134：551-558, 2003

[11]　D'Ippolito G, et al：Marrow-isolated adult multilineage inducible (MIAMI) cells, a unique population of postnatal young and old human cells with extensive expansion and differentiation potential. J Cell Sci 117：2971-2981, 2004

[12]　Jiang Y, et al：Pluripotency of mesenchymal stem cells derived from adult marrow. Nature 418：41-49, 2002

[13]　Kucia M, et al：A population of very small embryonic-like (VSEL) CXCR4(+)SSEA-1 (+)Oct-4+ stem cells identified in adult bone marrow. Leukemia 20：857-869, 2006

[14]　Kuroda Y, et al：Unique multipotent cells in adult human mesenchymal cell populations. Proc Natl Acad Sci U S A 107：8639-8643, 2010

[15]　Wakao S, et al：Multilineage-differentiating stress-enduring (Muse) cells are a primary source of induced pluripotent stem cells in human fibroblasts. Proc Natl Acad Sci U S A 108：9875-9880, 2011

[16]　Borlongan CV, et al：Bone marrow grafts restore cerebral blood flow and blood brain barrier in stroke rats. Brain Res 1010：108-116, 2004

[17]　Chen J, et al：Therapeutic benefit of intracerebral transplantation of bone marrow stromal cells after cerebral ischemia in rats. J Neurol Sci 189：49-57, 2001

[18]　Li Y, et al：Treatment of stroke in rat with intracarotid administration of marrow stromal cells. Neurology 56：1666-1672, 2001

[19]　Shen LH, et al：Intracarotid transplantation of bone marrow stromal cells increases axon-myelin remodeling after stroke. Neuroscience 137：393-399, 2006

[20]　Chen J, et al：Therapeutic benefit of intravenous administration of bone marrow stromal cells after cerebral ischemia in rats. Stroke 32：1005-1011, 2001

[21]　Li Y, et al：Human marrow stromal cell therapy for stroke in rat：Neurotrophins and functional recovery. Neurology 59：514-523, 2002

[22] Koh SH, et al：Implantation of human umbilical cord-derived mesenchymal stem cells as a neuroprotective therapy for ischemic stroke in rats. Brain Res 1229：233-248, 2008

[23] Lin YC, et al：Human umbilical mesenchymal stem cells promote recovery after ischemic stroke. Stroke 42：2045-2053, 2011

[24] Ikegame Y, et al：Comparison of mesenchymal stem cells from adipose tissue and bone marrow for ischemic stroke therapy. Cytotherapy 13：675-685, 2011

[25] Alvarez-Dolado M, et al：Fusion of bone-marrow-derived cells with Purkinje neurons, cardiomyocytes and hepatocytes. Nature 425：968-973, 2003

[26] Terada N, et al：Bone marrow cells adopt the phenotype of other cells by spontaneous cell fusion. Nature 416：542-545, 2002

[27] Kurozumi K, et al：BDNF gene-modified mesenchymal stem cells promote functional recovery and reduce infarct size in the rat middle cerebral artery occlusion model. Mol Ther 9：189-197, 2004

[28] Ikeda N, et al：Bone marrow stromal cells that enhanced fibroblast growth factor-2 secretion by herpes simplex virus vector improve neurological outcome after transient focal cerebral ischemia in rats. Stroke 36：2725-2730, 2005

[29] Zhao MZ, et al：Novel therapeutic strategy for stroke in rats by bone marrow stromal cells and ex vivo HGF gene transfer with HSV-1 vector. J Cereb Blood Flow Metab 26：1176-1188, 2006

[30] Liu AM, et al：Umbilical cord-derived mesenchymal stem cells with forced expression of hepatocyte growth factor enhance remyelination and functional recovery in a rat intracerebral hemorrhage model. Neurosurgery 67：357-365；discussion 365-366, 2010

[31] Mimura T, et al：Behavioral and histological evaluation of a focal cerebral infarction rat model transplanted with neurons induced from bone marrow stromal cells. J Neuropathol Exp Neurol 64：1108-1117, 2005

[32] Xu H, et al：Transplantation of neuronal cells induced from human mesenchymal stem cells improves neurological functions after stroke without cell fusion. J Neurosci Res 88：3598-3609, 2010

[33] Hayase M, et al：Committed neural progenitor cells derived from genetically modified bone marrow stromal cells ameliorate deficits in a rat model of stroke. J Cereb Blood Flow Metab 29：1409-1420, 2009

[34] Matsuse D, et al：Combined transplantation of bone marrow stromal cell-derived neural progenitor cells with a collagen sponge and basic fibroblast growth factor releasing microspheres enhances recovery after cerebral ischemia in rats. Tissue Eng Part A 17：1993-2004, 2011

[35] Bang OY, et al：Autologous mesenchymal stem cell transplantation in stroke patients. Ann Neurol 57：874-882, 2005

[36] Honmou O, et al：Intravenous administration of auto serum-expanded autologous mesenchymal stem cells in stroke. Brain 134：1790-1807, 2011

[37] Basso DM, et al：A sensitive and reliable locomotor rating scale for open field testing in rats. J Neurotrauma 12：1-21, 1995

[38] Chopp M, et al：Spinal cord injury in rat：Treatment with bone marrow stromal cell transplantation. Neuroreport 11：3001-3005, 2000

[39] Ohta M, et al：Bone marrow stromal cells infused into the cerebrospinal fluid promote functional recovery of the injured rat spinal cord with reduced cavity formation. Exp Neurol 187：266-278, 2004

[40] Wu S, et al：Bone marrow stromal cells enhance differentiation of cocultured neurosphere cells and promote regeneration of injured spinal cord. J Neurosci Res 72：

343-351, 2003

[41] Sykova E, Jendelova P : Magnetic resonance tracking of implanted adult and embryonic stem cells in injured brain and spinal cord. Ann N Y Acad Sci 1049 : 146-160, 2005

[42] Zurita M, Vaquero J : Functional recovery in chronic paraplegia after bone marrow stromal cells transplantation. Neuroreport 15 : 1105-1108, 2004

[43] Zhang HT, et al : Effects of differentiated versus undifferentiated adipose tissue-derived stromal cell grafts on functional recovery after spinal cord contusion. Cell Mol Neurobiol 29 : 1283-1292, 2009

[44] Park DH, et al : Transplantation of umbilical cord blood stem cells for treating spinal cord injury. Stem Cell Rev 7 : 181-194, 2011

[45] Lee JH, et al : Schwann cell-like remyelination following transplantation of human umbilical cord blood (hUCB) -derived mesenchymal stem cells in dogs with acute spinal cord injury. J Neurol Sci 300 : 86-96, 2011

[46] Mitsui T, et al : Transplants of fibroblasts expressing BDNF and NT-3 promote recovery of bladder and hindlimb function following spinal contusion injury in rats. Exp Neurol 194 : 410-431, 2005

[47] Koda M, et al : Adenovirus vector-mediated ex vivo gene transfer of brain-derived neurotrophic factor to bone marrow stromal cells promotes axonal regeneration after transplantation in completely transected adult rat spinal cord. Eur Spine J 16 : 2206-2214, 2007

[48] Shang AJ, et al : NT-3-secreting human umbilical cord mesenchymal stromal cell transplantation for the treatment of acute spinal cord injury in rats. Brain Res 1391 : 102-113, 2011

[49] Pedram MS, et al : Transplantation of a combination of autologous neural differentiated and undifferentiated mesenchymal stem cells into injured spinal cord of rats. Spinal Cord 48 : 457-463, 2010

[50] Kamada T, et al : Transplantation of bone marrow stromal cell-derived Schwann cells promotes axonal regeneration and functional recovery after complete transection of adult rat spinal cord. J Neuropathol Exp Neurol 64 : 37-45, 2005

[51] Kamada T, et al : Transplantation of human bone marrow stromal cell-derived Schwann cells reduces cystic cavity and promotes functional recovery after contusion injury of adult rat spinal cord. Neuropathology 31 : 48-58, 2010

[52] Hermann A, et al : Efficient generation of neural stem cell-like cells from adult human bone marrow stromal cells. J Cell Sci 117 : 4411-4422, 2004

[53] Zhang L, et al : Cografted Wharton's jelly cells-derived neurospheres and BDNF promote functional recovery after rat spinal cord transection. Neurochem Res 34 : 2030-2039, 2009

[54] Park HC, et al : Treatment of complete spinal cord injury patients by autologous bone marrow cell transplantation and administration of granulocyte-macrophage colony stimulating factor. Tissue Eng 11 : 913-922, 2005

[55] Bhanot Y, et al : Autologous mesenchymal stem cells in chronic spinal cord injury. Br J Neurosurg 25 : 516-522, 2011

[56] Saito F, et al : Spinal cord injury treatment with intrathecal autologous bone marrow stromal cell transplantation : The first clinical trial case report. J Trauma 64 : 53-59, 2008

[57] Ra JC, et al : Safety of intravenous infusion of human adipose tissue-derived mesenchymal stem cells in animals and humans. Stem Cells Dev 20 : 1297-1308, 2011

[58] Schwarz EJ, et al : Multipotential marrow stromal cells transduced to produce L-DOPA : Engraftment in a rat model of Parkinson disease. Hum Gene Ther 10 : 2539-2549, 1999

[59] Schwarz EJ, et al: Rat marrow stromal cells rapidly transduced with a self-inactivating retrovirus synthesize L-DOPA in vitro. Gene Ther 8 : 1214-1223, 2001

[60] Lu L, et al: Therapeutic benefit of TH-engineered mesenchymal stem cells for Parkinson's disease. Brain Res Brain Res Protoc 15 : 46-51, 2005

[61] Zhang S, et al: The therapeutic effects of tyrosine hydroxylase gene transfected hematopoetic stem cells in a rat model of Parkinson's disease. Cell Mol Neurobiol 28 : 529-543, 2008

[62] Bouchez G, et al: Partial recovery of dopaminergic pathway after graft of adult mesenchymal stem cells in a rat model of Parkinson's disease. Neurochem Int 52 : 1332-1342, 2008

[63] Weiss ML, et al: Human umbilical cord matrix stem cells: Preliminary characterization and effect of transplantation in a rodent model of Parkinson's disease. Stem Cells 24 : 781-792, 2006

[64] Xiong N, et al: Long-term efficacy and safety of human umbilical cord mesenchymal stromal cells in rotenone-induced hemiparkinsonian rats. Biol Blood Marrow Transplant 16 : 1519-1529, 2010

[65] Venkataramana NK, et al: Open-labeled study of unilateral autologous bone-marrow-derived mesenchymal stem cell transplantation in Parkinson's disease. Transl Res 155 : 62-70, 2010

[66] Sadan O, et al: Protective effects of neurotrophic factor-secreting cells in a 6-OHDA rat model of Parkinson disease. Stem Cells Dev 18 : 1179-1190, 2009

[67] Sadan O, et al: Adult neurotrophic factor-secreting stem cells: A potential novel therapy for neurodegenerative diseases. Isr Med Assoc J 11 : 201-204, 2009

[68] Wu J, et al: Intrastriatal transplantation of GDNF-engineered BMSCs and its neuroprotection in lactacystin-induced Parkinsonian rat model. Neurochem Res 35 : 495-502, 2010

[69] Moloney TC, et al: Potential of rat bone marrow-derived mesenchymal stem cells as vehicles for delivery of neurotrophins to the Parkinsonian rat brain. Brain Res 1359 : 33-43, 2010

[70] Xiong N, et al: VEGF-expressing human umbilical cord mesenchymal stem cells, an improved therapy strategy for Parkinson's disease. Gene Ther 18 : 394-402, 2011

[71] Trzaska KA, et al: Specification of a dopaminergic phenotype from adult human mesenchymal stem cells. Stem Cells 25 : 2797-2808, 2007

[72] Barzilay R, et al: Lentiviral delivery of LMX1a enhances dopaminergic phenotype in differentiated human bone marrow mesenchymal stem cells. Stem Cells Dev 18 : 591-601, 2009

[73] Shetty P, et al: Clinical grade mesenchymal stem cells transdifferentiated under xenofree conditions alleviates motor deficiencies in a rat model of Parkinson's disease. Cell Biol Int 33 : 830-838, 2009

[74] Levy YS, et al: Regenerative effect of neural-induced human mesenchymal stromal cells in rat models of Parkinson's disease. Cytotherapy 10 : 340-352, 2008

[75] Khoo ML, et al: Transplantation of neuronal-primed human bone marrow mesenchymal stem cells in hemiparkinsonian rodents. PLoS One 6 : e19025, 2011

[76] McCoy MK, et al: Autologous transplants of Adipose-Derived Adult Stromal (ADAS) cells afford dopaminergic neuroprotection in a model of Parkinson's disease. Exp Neurol 210 : 14-29, 2008

[77] Fu YS, et al: Conversion of human umbilical cord mesenchymal stem cells in Wharton' s jelly to dopaminergic neurons in vitro: Potential therapeutic application for

Parkinsonism. Stem Cells 24 : 115-124, 2006

[78] Li M, et al : Human umbilical vein-derived dopaminergic-like cell transplantation with nerve growth factor ameliorates motor dysfunction in a rat model of Parkinson's disease. Neurochem Res 35 : 1522-1529, 2010

[79] Datta I, et al : Neuronal plasticity of human Wharton's jelly mesenchymal stromal cells to the dopaminergic cell type compared with human bone marrow mesenchymal stromal cells. Cytotherapy 13 : 918-932, 2011

[80] Karussis D, et al : Safety and immunological effects of mesenchymal stem cell transplantation in patients with multiple sclerosis and amyotrophic lateral sclerosis. Arch Neurol 67 : 1187-1194, 2010

[81] Liang J, et al : Allogeneic mesenchymal stem cells transplantation in treatment of multiple sclerosis. Mult Scler 15 : 644-646, 2009

[82] Hall S : Nerve repair : A neurobiologist's view. J Hand Surg Br 26 : 129-136, 2001

[83] Dezawa M, et al : Sciatic nerve regeneration in rats induced by transplantation of in vitro differentiated bone-marrow stromal cells. Eur J Neurosci 14 : 1771-1776, 2001

[84] Matsuse D, et al : Human umbilical cord-derived mesenchymal stromal cells differentiate into functional Schwann cells that sustain peripheral nerve regeneration. J Neuropathol Exp Neurol 69 : 973-985, 2010

[85] Mimura T, et al : Peripheral nerve regeneration by transplantation of bone marrow stromal cell-derived Schwann cells in adult rats. J Neurosurg 101 : 806-812, 2004

[86] Shimizu S, et al : Peripheral nerve regeneration by the in vitro differentiated-human bone marrow stromal cells with Schwann cell property. Biochem Biophys Res Commun 359 : 915-920, 2007

[87] Wakao S, et al : Long-term observation of auto-cell transplantation in non-human primate reveals safety and efficiency of bone marrow stromal cell-derived Schwann cells in peripheral nerve regeneration. Exp Neurol 223 : 537-547, 2010

[88] Jiang L, et al : Differentiation of rat adipose tissue-derived stem cells into Schwann-like cells in vitro. Neuroreport 19 : 1015-1019, 2008

[89] Jiang TM, et al : Schwann-like cells can be induction from human nestin-positive amniotic fluid mesenchymal stem cells. In Vitro Cell Dev Biol Anim 46 : 793-800, 2010

[90] Kaewkhaw R, et al : Anatomical site influences the differentiation of adipose-derived stem cells for Schwann-cell phenotype and function. Glia 59 : 734-749, 2011

[91] Kingham PJ, et al : Adipose-derived stem cells differentiate into a Schwann cell phenotype and promote neurite outgrowth in vitro. Exp Neurol 207 : 267-274, 2007

[92] Peng J, et al : Human umbilical cord Wharton's jelly-derived mesenchymal stem cells differentiate into a Schwann-cell phenotype and promote neurite outgrowth in vitro. Brain Res Bull 84 : 235-243, 2011